生活期における
リハビリテーション・栄養・口腔管理
の協働に関する
ケア実践マニュアル

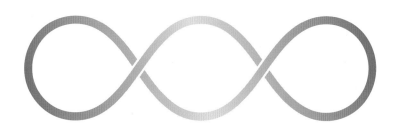

編集

若林秀隆 東京女子医科大学大学院リハビリテーション科学教授
前田圭介 愛知医科大学栄養治療支援センター特任教授
上島順子 NTT東日本関東病院栄養部
井上達朗 新潟医療福祉大学リハビリテーション学部理学療法学科准教授

医学書院

生活期におけるリハビリテーション・栄養・口腔管理の協働に関するケア実践マニュアル

発　行　2024年7月1日　第1版第1刷©

編　集　若林秀隆・前田圭介・上島順子・井上達朗

発行者　株式会社　医学書院
　　　　代表取締役　金原　俊
　　　　〒113-8719　東京都文京区本郷 1-28-23
　　　　電話　03-3817-5600(社内案内)

印刷・製本　三美印刷

執筆者一覧

編集

若林　秀隆　東京女子医科大学大学院リハビリテーション科学教授，医師
前田　圭介　愛知医科大学栄養治療支援センター特任教授，医師
上島　順子　NTT 東日本関東病院栄養部，管理栄養士
井上　達朗　新潟医療福祉大学リハビリテーション学部理学療法学科准教授，理学療法士

執筆（執筆順）

加賀谷　斉　国立長寿医療研究センターリハビリテーション科部長，医師
尾崎　健一　国立長寿医療研究センターリハビリテーション科部，医師
上島　順子　NTT 東日本関東病院栄養部，管理栄養士
井上　達朗　新潟医療福祉大学リハビリテーション学部理学療法学科准教授，理学療法士
宇野　千晴　名古屋学芸大学管理栄養学部管理栄養学科講師，管理栄養士
吉見佳那子　東京医科歯科大学大学院医歯学総合研究科摂食嚥下リハビリテーション学分野助教，歯科医師
齊藤美都子　東京医科歯科大学大学院医歯学総合研究科摂食嚥下リハビリテーション学分野非常勤講師，歯科医師
永見　慎輔　北海道医療大学リハビリテーション科学部言語聴覚療法学科准教授，言語聴覚士
大沢　愛子　国立長寿医療研究センターリハビリテーション科医長，医師
永野　彩乃　西宮協立脳神経外科病院看護部，看護師
遠山　桃子　三重大学大学院医学系研究科リハビリテーション医学分野，管理栄養士
百崎　　良　三重大学大学院医学系研究科リハビリテーション医学分野教授，医師
社本　　博　医療法人社団養高会高野病院院長／福島県立医科大学災害医療支援講座特任講師，医師
前田　圭介　愛知医科大学栄養治療支援センター特任教授，医師
若林　秀隆　東京女子医科大学大学院リハビリテーション科学教授，医師
吉崎　怜子　東京医科歯科大学大学院医歯学総合研究科摂食嚥下リハビリテーション学分野，歯科医師
西山　　愛　認定栄養ケア・ステーション 食サポ，管理栄養士
浦田ちひろ　甲子園大学栄養学部栄養学科助教，管理栄養士
苅部　康子　介護老人保健施設リハパーク舞岡栄養課課長，管理栄養士
阿部　咲子　帝塚山大学現代生活学部食物栄養学科准教授，管理栄養士
西田　有里　帝塚山学院大学食環境学部管理栄養学科准教授，管理栄養士
横井　由梨　株式会社イーク連携推進部，管理栄養士

はじめに

　本書の目的は，リハビリテーション・栄養・口腔管理の協働，三位一体での取り組みを，介護現場で推進することです。リハビリテーション・栄養・口腔管理はそれぞれ単独で取り組んでも，生活機能の改善や悪化防止に一定の効果があります。しかし，三位一体となって複合的に取り組めば，生活機能の改善や悪化防止の効果がより高くなると考えます。とはいえ，生活期の要介護者を対象としたリハビリテーション・栄養・口腔管理のガイドラインやマニュアルは，今までありませんでした。そこで本書は，リハビリテーション・栄養・口腔管理のケア実践マニュアルとして，介護現場で役立つ書籍として作成しました。

　本書の特徴は，科学的根拠を網羅した『生活期におけるリハビリテーション・栄養・口腔管理の協働に関するケアガイドライン』〔「生活期におけるリハビリテーション・栄養・口腔管理の協働に関するケアガイドラインおよびマニュアルの整備に資する研究」班 厚生労働科学研究費補助金(長寿科学政策研究事業)編集，医学書院，2024〕（以下，『ガイドライン』）をベースとして作成したことです。介護現場には実践知・経験知が多数存在しています。実践知・経験知は介護現場で役立つことが多く重要ですが，必ずしも科学的な知識とは限りません。そこで本書に先立ち，リハビリテーション・栄養・口腔管理に関するエビデンスを系統的レビューで網羅して，上記の『ガイドライン』を作成しました。この『ガイドライン』は，科学的な知識です。ただし，科学的な知識をまとめただけでは，介護現場で活用しにくいため，活用しやすいように本書を作成しました。

　リハビリテーション・栄養・口腔管理の三位一体は，「言うは易く行うは難し」です。実際，リハビリテーションと栄養，リハビリテーションと口腔管理，栄養と口腔管理の二位一体でさえ，適切に行われているとはいえません。これらのなかで最も取り組みやすい二位一体から始めることが現実的かもしれません。ただし，あるべき姿は三位一体です。また，食べる機能，認知機能，メンタルヘルス，処方薬，社会面も重要です。これらの評価，ゴール設定，介入，モニタリングに関しても，わかりやすく紹介しています。「行うは難し」でも行っていただきたいと思います。

　要介護高齢者の中には，リハビリテーション・栄養・口腔管理の三位一体で取り組むことで，生活機能の改善を期待できる方と期待できない方がいます。改善を期待できる方と期待できない方で，リハビリテーション・栄養・口腔管理の内容は当然違うはずです。しかし，改善を期待できる方と期待できない方で同じような取り組みがされていて，改善を期待できる方なのに改善されないままということがあります。このような事態をできるだけ防ぐためには，多職種でゴール設定することが最も重要です。ゴールを設定しないで介入することを避けるだけでも，生活機能の改善や悪化防止につながります。本書を多職種で読んで，介護現場で活用して，より多くの成果が出ることを期待しています。

本書は，厚生労働科学研究費補助金（長寿科学政策研究事業）「生活期におけるリハビリテーション・栄養・口腔管理の協働に関するケアガイドラインおよびマニュアルの整備に資する研究」（22GA1003）の助成を受けて作成しました。

　2024 年 5 月

編者を代表して　若林秀隆

目次

第4章
KTバランスチャート　　前田圭介

第5章
要介護高齢者に対する
ゴール設定・介入・モニタリング

第6章
ケースでみる一体的ケアのための実施計画書

第7章
多職種での連携・実践のコツ

ブックデザイン　加藤愛子（オフィスキントン）

なぜリハビリテーション・栄養・口腔管理のケア実践マニュアルが必要か

社会的背景

人口減少と多死・多障害社会

　日本の人口は現在減少を続けていて，日本人の出生数，死亡数の推移では，2005(平成17)年頃から死亡数が出生数を上回っており，死亡数は2040年頃にピークを迎えると推定されています(図1-1)。死亡数が増加すればその前段階として何らかの障害のために介護を必要とする人も増えますので，**今後は多死・多障害と呼ばれる社会が来る**ことが確実です。実際に要介護認定者数も年々増加しており，2021(令和3)年度は介護保険制度が開始した2000(平成12)年度の約2.6倍である約682万人に達しています。国家資格である介護福祉士の登録者数も約194万人〔2023(令和5)年9月末〕[1]と増加しています。

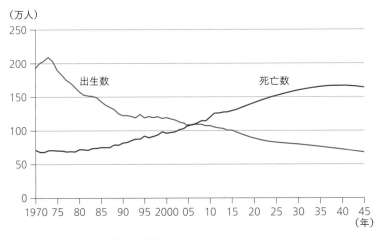

図1-1　日本人の出生数と死亡数
将来は推計値です。2005(平成17)年頃から死亡数が出生数を上回るようになり，死亡数は2040年頃にピークを迎えると推定されています。
〔厚生労働省『人口動態統計』(2017年)，国立社会保障・人口問題研究所『日本の将来推計人口』(2017[平成29]年推計)による〕

高齢者におけるリハビリテーション，栄養，口腔管理の重要性

　リハビリテーションには「**再びできるようになる**」という意味があり，医学・医療でリハビリテーションを扱う場合の対象は，主に活動障害になります。活動にはセルフケア，移動，排泄，コミュニケーション，認知と行動が含まれ，特に高齢者では日常生活活動(activities of daily living；ADL)や手段的ADL(instrumental ADL；IADL)の障害が問題となります。介護保険における要支援1〜要介護2の認定調査結果では，食事摂取自立が最も自立度が高い項目であり，買い物，調理，洗身などの自立度は低くなっています(図1-2)。そして，ADLの低下は生活の質(quality of life；QOL)の低下にも直結します。生物の機能と構造は活動性に依存して決まるという法則(活動-機能-構造連関)があり，活動性が下がると機能も低下します。たとえば，1週間ベッド上にいて活動性が低下すると筋力は10〜15%低下するといわれます。新型コロナウイルス感染症の蔓延は記憶に新しいですが，そのために特に高齢者の活動性が低下したことは広く知られています。活動性の低下はADL低下に結びつきやすく，それを避けるためにはリハビリテーションが重要となります。また，地域在住の高齢者では血清のアルブミン値が高いほど死亡率が低く[2]，加齢と栄養不良により感染症のリスクが高くなるのですが，栄養療法により高齢患者の免疫反応を改善する可能性があるといわれています[3]。さらに，口腔ケア

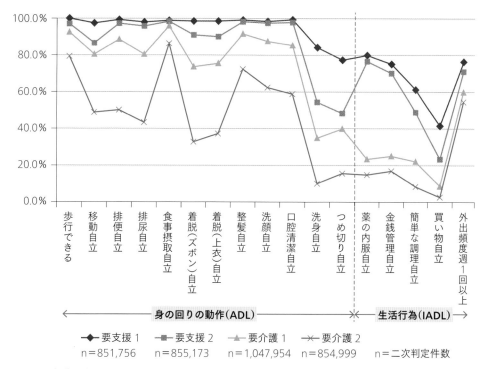

図1-2　介護保険における要支援1〜要介護2の日常生活活動自立度
同じ介護度であっても項目によって自立度は大きく異なります。
〔平成23年度要介護認定における認定調査結果．出典：認定支援ネットワーク(2012[平成24]年2月15日集計時点)〕

は誤嚥性肺炎を減少させることはよく知られているのですが[4]，介護老人保健施設，リハビリテーション病院における職員へのアンケート調査では，9％が口腔清掃と誤嚥性肺炎などの関係を知らず，口腔清掃経験がある職員は71％でしたが，64％は現在の口腔清掃を不十分と考えていました[5]。そして，ケアマネジャーの28％は口腔に対する関心がないとも報告されています[6]。特に経口摂取を行っていない高齢者ほど口腔清掃がおざなりになっていることも多いのですが，経口摂取により口腔内細菌は減少することから，経口摂取を行っていない人ほど口腔管理が重要になります。

このように，リハビリテーション・栄養・口腔管理は高齢者ではきわめて重要です。『要介護高齢者の口腔・栄養管理のガイドライン2017』[7]も公表されていますが，介護現場に十分に浸透しているとはいえず，実際に介護現場で使用しやすい評価方法や対処法であるかどうかはあまり考慮されていません。介護現場で実際に高齢者に接する職員が適用可能な本書によって要介護高齢者のケアが充実することを期待しています。

文献

1) 厚生労働省：介護福祉士の登録者数の推移.
https://www.mhlw.go.jp/stf/seisakunitsuite/bunya/hukushi_kaigo/seikatsuhogo/shakai-kaigo-fukushi1/shakai-kaigo-fukushi6.html（アクセス：2024.5.2）
2) 芳賀 博：IV 個別の老化関連変数の規定要因 1. 地域高齢者における生活機能の特性とその規定要因. 東京都老人総合研究所. 長期プロジェクト研究報告書「中年からの老化予防総合長期追跡研究」中年からの老化予防に関する医学的研究—サクセスフル・エイジングをめざして. 86-93, 2000
3) Lesourd BM：Nutrition and immunity in the elderly：modification of immune responses with nutritional treatments. Am J Clin Nutr 66：478S-484S, 1997
4) Yoneyama T, Yoshida M, Matsui T, et al：Oral care and pneumonia. Oral Care Working Group. Lancet 354(9177)：515, 1999
5) 大神浩一郎，岡田千奈，田坂彰規，ほか：病院・介護老人保健施設職員の口腔清掃に対する認識. 老年歯科医学 25(1)：26-30, 2010
6) 服部万里子：口腔ケアとケアマネジメント. 老年歯科医学 26(2)：65-68, 2011
7) 平成27-29年度厚生労働科学研究費補助金（長寿科学総合研究事業）「介護保険施設における利用者の口腔・栄養管理の充実に関する調査研究」研究班：要介護高齢者の口腔・栄養管理のガイドライン2017.
https://www.gerodontology.jp/publishing/file/guideline/guideline_20181130.pdf（アクセス：2024.5.2）

2 要介護高齢者の特徴と介護サービス

要介護高齢者の特徴

　要介護高齢者は，65歳以上で「身体上又は精神上の障害があるために，入浴，排せつ，食事等の日常生活における基本的な動作の全部又は一部について，原則6カ月以上の期間にわたり継続して，常時介護を要すると見込まれる状態」[1]の者と定義されます。

　高齢社会白書[2]によると，令和2(2020)年度に65歳以上で要介護または要支援の認定を受けた人は668.9万人となっており，この10年で178.1万人増加しています。これら高齢者の介護が必要になった原因は，認知症が18.1%と最も多く，次いで脳血管疾患(脳卒中)が15.0%，高齢による衰弱が13.3%，骨折・転倒が13.0%と続きます(図1-3)。

　ご存知のように，要介護状態区分は「非該当」から「要支援1」「要支援2」「要介護1」「要介護2」「要介護3」「要介護4」「要介護5」までの8段階があります。この区分は表1-1のように要介護認定等基準時間という1日あたりの必要介護時間で決められています[3]。要介護度は支給限度額を分ける区分的要素が大きいですが，要介護度が上がるにつれ必要介護時間が長くなるという順序尺度となっており，ADLの評価方法ともいえ

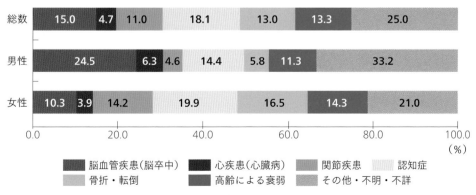

図1-3　65歳以上の要介護者らの性別に見た介護が必要となった主な原因
〔内閣府：令和4年版高齢社会白書(全体版)．p29, 2022 より〕

表1-1　介護区分と要介護認定等基準時間，その状態像の目安

区分	要介護認定等基準時間	状態像の目安
非該当	25分未満	歩行や起き上がりなどの日常生活上の基本的動作を自分で行うことが可能であり，かつ，薬の内服，電話の利用などの手段的日常生活活動を行う能力もある状態
要支援1	25分以上32分未満	日常生活においてほぼ自分で行うことが可能であるが，立ち上がりなどに何らかの支援を要する状態
要支援2	32分以上50分未満	上記のほか，日常生活活動に低下がみられ，何らかの支援を要する状態
要介護1	32分以上50分未満	日常生活活動や認知機能低下によって，部分的な介護が必要となる状態
要介護2	50分以上70分未満	日常生活活動や認知機能低下によって，より介護が必要となる状態
要介護3	70分以上90分未満	日常生活においてほぼ全面的な介護が必要となる状態
要介護4	90分以上110分未満	介護なしには日常生活を営むことが困難となる状態
要介護5	110分以上	介護なしには日常生活を営むことがほぼ不可能な状態

要支援2と要介護1の基準時間は同じであり，心身状態の不安定さ，認知症の有無などで区別されます。状態像はあくまでも目安です。

〔厚生労働省：介護保険制度における要介護認定の仕組み. https://www.mhlw.go.jp/topics/kaigo/kentou/15kourei/sankou3.html（アクセス：2023.8.31）を一部改変〕

ます。

　高齢になると運動機能，感覚機能，生理機能，精神的機能の低下が起こります[4]。具体的には，筋肉量が減り歩行や日常生活が困難になったり，視力や聴力が衰えたり，口腔や内臓機能が衰え低栄養や病気にかかりやすくなったり，言語や認知機能が衰えたり，抑うつ状態になりやすくなったりします。この低下が進んだ状態を**フレイル**といい，要介護状態の前段階とされます。実際，健常な高齢者とフレイル高齢者ではその後に要介護状態になる頻度が異なるという結果が出ています[5]。要介護高齢者は，これら機能低下がさらに進み，日常生活を営むのに介助が必要な状態になります。このため，①リハビリテーションなどで活動量を維持することで身体機能を維持・改善させること，②栄養管理を行い，低栄養状態を防ぐこと，③口腔管理を行うことで摂食能力を維持したり肺炎などの予防をしたりすること，が重要となります。そこで，本書において，リハビリテーション・栄養・口腔管理に必要な評価方法，ゴール設定や介入法，それを実践するための計画書作成を紹介していきます。

介護サービス

　介護保険で利用できるサービス内容を紹介します。介護サービスは，居宅系サービスと施設サービスに大別されます。居宅系サービスには訪問介護や訪問看護，訪問リハビリテーションといった訪問サービス，デイサービスやデイケアといった通所サービス，ショートステイなどの短期入所サービス，福祉用具のレンタルや購入が含まれます。施設サービスは介護老人保健施設や特別養護老人ホーム，介護医療院などが該当します。

居宅系サービス

介護の相談・ケアプラン作成
- 居宅介護支援

自宅に訪問
- 訪問介護(ホームヘルプ)
- 訪問入浴
- 訪問看護
- 訪問リハビリテーション
- 夜間対応型訪問介護
- 定期巡回・随時対応型訪問介護看護

施設に通う
- 通所介護(デイサービス)
- 通所リハビリテーション(デイケア)
- 地域密着型通所介護
- 療養通所介護
- 認知症対応型通所介護

短期間の宿泊
- 短期入所生活介護(ショートステイ)
- 短期入所療養介護

福祉用具を使う
- 福祉用具貸与
- 特定福祉用具販売

訪問・通い・宿泊を組み合わせる
- 小規模多機能型居宅介護
- 看護小規模多機能型居宅介護(複合型サービス)

施設サービス

施設などで生活
- 介護老人福祉施設(特別養護老人ホーム)
- 介護老人保健施設(老健)
- 介護療養型医療施設
- 特定施設入居者生活介護(有料老人ホーム,軽費老人ホームなど)
- 介護医療院

地域に密着した小規模な施設など
- 認知症対応型共同生活介護(グループホーム)
- 地域密着型介護老人福祉施設入所者生活介護
- 地域密着型特定施設入居者生活介護

図 1-4　**介護サービス一覧**

また，介護現場のニーズに対応すべく地域密着型のサービスが加えられています[6]。

　サービスの種類が複雑化し正確な分類が難しくなっていますが，介護サービスの一覧を図 1-4 に示します。これらに加え，住宅改修の補助などもあります。

文献

1) 厚生労働省：要介護認定に係る法令.
https://www.mhlw.go.jp/stf/seisakunitsuite/bunya/hukushi_kaigo/kaigo_koureisha/nintei/gaiyo4.html(アクセス：2023.8.31)
2) 内閣府：令和 4 年版高齢社会白書.
https://www8.cao.go.jp/kourei/whitepaper/w-2022/zenbun/04pdf_index.html(アクセス：2023.8.31)
3) 厚生労働省：介護保険制度における要介護認定の仕組み.
https://www.mhlw.go.jp/topics/kaigo/kentou/15kourei/sankou3.html(アクセス：2023.8.31)
4) 海老原　覚，大国生幸，岩波裕治，ほか【超高齢社会の脳卒中リハビリテーション】高齢者の特徴. Journal of Clinical Rehabilitation 24(3)：234-240, 2015
5) Makizako H, Shimada H, Doi T, et al：Impact of physical frailty on disability in community-dwelling older adults：a prospective cohort study. BMJ Open 5(9)：e008462, 2015
6) 厚生労働省　介護事業所・生活関連情報検索：公表されている介護サービスについて.
https://www.kaigokensaku.mhlw.go.jp/publish/(アクセス：2023.8.31)

リハビリテーション・栄養・口腔に係る実施計画書
（令和 6 年度介護報酬改定）

実施計画書の概要，
変更点と記載のポイント

実施計画書の概要

　リハビリテーション・個別機能訓練，栄養管理および口腔管理の一体的な取り組みは，要介護高齢者に対する標準的ケアになるように国が推進しています。リハビリテーション，栄養管理および口腔管理の一体的な取り組みによる強力なエビデンスはないものの，リハビリテーション，栄養管理，口腔管理の実施による効果は，本書の他項に記載されているように，要介護高齢者によい効果をもたらすことがわかっています。これらのケアを，要介護高齢者に効果的に実践することにより，自立支援・重症化防止が期待されています。

　令和3(2021)年度介護報酬改定[1]では，リハビリテーション・機能訓練・栄養管理および口腔管理の一体的な取り組みを推進するために，「リハビリテーション・個別機能訓練，栄養管理，口腔管理に係る実施計画書」(以下，実施計画書)の様式が定められました[2]。実施計画書は，今までのリハビリテーション計画書や個別機能訓練計画書，栄養ケア・経口移行・経口維持計画書，口腔機能向上サービスに関する計画書などのそれぞれ別に作成していた計画書の様式を集約しており，実施計画書を作成することで各関係加算を算定することが可能です[3]。実施計画書の作成と，多職種が参加する会議の開催により，医師や歯科医師，歯科衛生士，リハビリテーション専門職，管理栄養士などの専門職による多様なケアの提供が可能となります。最終目的は，対象者の生活の質が上がることです。

三位一体的取り組みに関する令和6年度改定内容

　令和6(2024)年度の介護報酬改定[4]では，**自立支援・重度化防止に向けた対応の強化として，リハビリテーション，栄養管理および口腔管理の三位一体の取り組みを一層推進していく**ことが提言されました。三位一体の取り組み実践のために，報酬体系も変わり，新たに一体的評価を実施した場合，加算されるようになりました[5]。訪問リハビリテーション，通所リハビリテーションの「リハビリテーションマネジメント加算」に今までの「リハビリテーションマネジメント加算(イ)」または，「リハビリテーションマネジメント加算(ロ)」よりも上乗せして加算される「リハビリテーションマネジメント加算

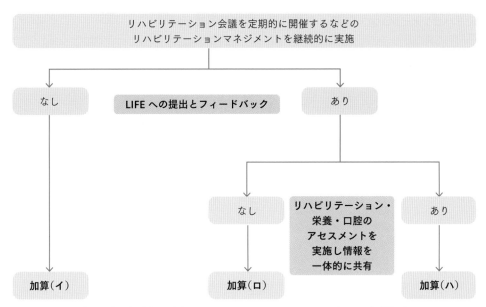

図 2-1　令和 6（2024）年介護報酬改定によるリハビリテーションマネジメント加算概要

LIFE：long-term care information system for evidence（科学的介護情報システム）

〔厚生労働省：令和 6 年度介護報酬改定における改定事項について．p65 より改変．https://www.mhlw.go.jp/content/12300000/001230329.pdf（アクセス：2024.5.31）〕

（ハ）」が新設されました。リハビリテーション，栄養，口腔のアセスメントを実施し，その情報を関連職種で共有し，リハビリテーション計画書を見直した場合に算定できます（図 2-1）。また，介護老人保健施設・介護医療院・介護老人福祉施設などの施設入所者においても，リハビリテーション，栄養，口腔のアセスメントを実施し，その情報を関連職種で共有し，リハビリテーション計画書または個別機能訓練計画について必要な見直しを行った場合に，従来の加算より上乗せして算定できるようになりました。実施計画書もそれに合わせて書式が変更となりました。

▌実施計画書の変更点

　ここでは，「リハビリテーション・栄養・口腔に係る実施計画書」について説明します。

　令和 3 年度の旧実施計画書(以下，旧版)は，リハビリテーション，栄養，口腔の記載欄が 3 つに分かれていましたが，令和 6 年度の新実施計画書(以下，新版)では，リハビリテーション，栄養，口腔の三位一体的取り組みがわかりやすいように，「リハビリテーション・栄養・口腔」について記載する欄ができました。記載用紙は，「通所系」(図2-2a)と「入所系」(図 2-2b)の 2 パターンあります。

図2-2a　リハビリテーション・栄養・口腔に係る実施計画書（通所系）

氏名：		殿	サービス開始日	年　　月　　日
			作成日　□初回□変更	年　　月　　日

生年月日	年　　月　　日		性別	男・女

計画作成者	リハビリテーション（　　　　　　　）栄養管理（　　　　　　　）口腔管理（　　　　　　　）
要介護度	□要支援（□1　□2）　　□要介護（□1　□2　□3　□4　□5）
日常生活自立度	障害高齢者：　　　　　　　　認知症高齢者：
本人の希望	

共通	身長：（　　　　　）cm　体重：（　　　　　）kg　BMI：（　　　　　）kg/m² 栄養補給法：□経口のみ　□一部経口　□経腸栄養　□静脈栄養，　食事の形態：（　　　　　） とろみ：□なし　□薄い　□中間　□濃い リハビリテーションが必要となった原因疾患：（　　　　　　　）　発症日・受傷日：（　　）年（　　）月 合併症： □脳血管疾患　□骨折　□誤嚥性肺炎　□うっ血性心不全　□尿路感染症　□糖尿病　□高血圧症　□骨粗しょう症　□関節リウマチ　□がん　□うつ病　□認知症　□褥瘡 （※上記以外の）□神経疾患　□運動器疾患　□呼吸器疾患　□循環器疾患　□消化器疾患　□腎疾患　□内分泌疾患　□皮膚疾患　□精神疾患　□その他 症状： □嘔気・嘔吐　□下痢　□便秘　□浮腫　□脱水　□発熱　□閉じこもり 現在の歯科受診について：かかりつけ歯科医　□あり　□なし　直近1年間の歯科受診：□あり（最終受診年月：　　年　　月）□なし 義歯の使用：□あり（□部分・□全部）　□なし その他：
課題	（共通） （リハビリテーション・栄養・口腔） （上記に加えた課題） □食事中に安定した正しい姿勢が自分で取れない　　□食事に集中することができない　　□食事中に傾眠や意識混濁がある □歯（義歯）のない状態で食事をしている　　□食べ物を口腔内にため込む　　□固形の食べ物を咀しゃく中にむせる □食後，頬の内側や口腔内に残渣がある　　□水分でむせる　　□食事中，食後に咳をすることがある □その他（　　　　　　　　　）
方針・目標	（共通） （リハビリテーション・栄養・口腔） 短期目標：　　　　　　　　　　　　　　　　　　　長期目標： （上記に加えた方針・目標） □歯科疾患（□重症化防止　□改善　□歯科受診）　　□口腔衛生（□維持　□改善（　　　　　　　）） □摂食嚥下等の口腔機能（□維持　□改善（　　　　　　　））　　□食形態（□維持　□改善（　　　　　　　）） □栄養状態（□維持　□改善（　　　　　　　））　　□音声・言語機能（□維持　□改善（　　　　　　　）） □誤嚥性肺炎の予防　　　　　　　　　　　　　　　□その他（　　　　　　　　　　　）
実施上の注意事項	
生活指導	
見通し・継続理由	

（つづく）

図 2-2a （つづき）

	リハビリテーション		栄養	口腔
	評価日： 年 月 日		評価日： 年 月 日	評価日： 年 月 日

評価時の状態

リハビリテーション

【心身機能・構造】
□ 筋力低下　□ 麻痺　□ 感覚機能障害
□ 関節可動域制限　□ 摂食嚥下障害
□ 失語症・構音障害　□ 見当識障害
□ 記憶障害　□ 高次脳機能障害
□ 疼痛　□ BPSD
歩行評価　□ 6 分間歩行　□ TUG test
　　　　　（　　　　　　　　　　　　　）
認知機能評価　□ MMSE　□ HDS-R
　　　　　（　　　　　　　　　　　　　）

【活動】※課題のあるものにチェック
基本動作：
□ 寝返り　□ 起き上がり　□ 座位の保持
□ 立ち上がり　□ 立位の保持
ADL：BI（　　）点
□ 食事　□ 移乗　□ 整容　□ トイレ動作
□ 入浴　□ 歩行　□ 階段昇降　□ 更衣
□ 排便コントロール　□ 排尿コントロール
IADL：FAI（　　）点

【参加】

栄養

低栄養リスク　□ 低　□ 中　□ 高
嚥下調整食の必要性　□ なし　□ あり
□ 生活機能低下
3% 以上の体重減少　□ 無
　　　　　　　　　□ 有（　kg/　月）

【食生活状況】
食事摂取量（全体）　　　％
食事摂取量（主食）　　　％
食事摂取量（主菜/副菜）　　　％/　　　％
補助食品など：
食事の留意事項　□ 無　□ 有（　　　　　）
薬の影響による食欲不振　□ 無　□ 有
本人の意欲（　　　　　　　　　　）
食欲・食事の満足感（　　　　　　　　）
食事に対する意識（　　　　　　　　）

【栄養量（エネルギー / たんぱく質）】
摂取栄養量：（　　）kcal/kg,（　　）g/kg
提供栄養量：（　　）kcal/kg,（　　）g/kg
必要栄養量：（　　）kcal/kg,（　　）g/kg

【GLIM 基準による評価※】
□ 低栄養非該当　□ 低栄養（□ 中等度
□ 重度）
※医療機関から情報提供があった場合に記入する.

口腔

【誤嚥性肺炎の発症・既往】
□ あり（直近の発症年月：　年　月）
□ なし
【口腔衛生状態の問題】
□ 口臭　□ 歯の汚れ　□ 義歯の汚れ
□ 舌苔
【口腔機能の状態の問題】
□ 奥歯のかみ合わせがない　□ 食べこぼし
□ むせ　□ 口腔乾燥　□ 舌の動きが悪い
□ ぶくぶくうがいが困難※1
※1 現在，歯磨き後のうがいをしている方に限り確認する.

【歯科受診の必要性】
□ あり　□ なし　□ 分からない

【特記事項】
□ 歯（う蝕，修復物脱離等），義歯（義歯不適合等），歯周病，口腔粘膜（潰瘍等）の疾患の可能性
□ 音声・言語機能に関する疾患の可能性
□ その他（　　　　　　　　　　　　　）
記入者：□ 歯科衛生士　　□ 看護職員
　　　　　　　□ 言語聴覚士

具体的支援内容

リハビリテーション

① 課題：
介入方法
・
・
・
期間：　　（月）
頻度：週　回，時間：　　分/回

② 課題：
介入方法
・
・
・
期間：　　（月）
頻度：週　回，時間：　　分/回

③ 課題：
介入方法
・
・
・
期間：　　（月）
頻度：週　回，時間：　　分/回

栄養

□ 栄養食事相談
□ 食事提供量の増減（□ 増量　□ 減量）
□ 食事形態の変更
　（□ 常食　□ 軟食　□ 嚥下調整食）
□ 栄養補助食品の追加・変更
□ その他：

総合評価：
□ 改善　□ 改善傾向　□ 維持
□ 改善が認められない
計画変更：
□ なし　　□ あり

口腔

サービス提供者：
□ 歯科衛生士　□ 看護職員　□ 言語聴覚士

実施記録①：記入日（　　年　月　　日）
□ 口腔清掃
□ 口腔清掃に関する指導
□ 摂食嚥下等の口腔機能に関する指導
□ 音声・言語機能に関する指導
□ 誤嚥性肺炎の予防に関する指導
□ その他（　　　　　　　　　　）

実施記録②：記入日（　　年　月　　日）
□ 口腔清掃
□ 口腔清掃に関する指導
□ 摂食嚥下等の口腔機能に関する指導
□ 音声・言語機能に関する指導
□ 誤嚥性肺炎の予防に関する指導
□ その他（　　　　　　　　　　）

実施記録③：記入日（　　年　月　　日）
□ 口腔清掃
□ 口腔清掃に関する指導
□ 摂食嚥下等の口腔機能に関する指導
□ 音声・言語機能に関する指導
□ 誤嚥性肺炎の予防に関する指導
□ その他（　　　　　　　　　　）

特記事項

図 2-2b　リハビリテーション・栄養・口腔に係る実施計画書（施設系）

氏名：		殿	入所(院)日		年　　月　　日
			作成日　□初回□変更		年　　月　　日

生年月日	年　　　月　　　日	性別	男・女

計画作成者	リハビリテーション（　　　　　　　　　）　栄養管理（　　　　　　　　　）　口腔管理（　　　　　　）

要介護度	□要支援（□1　□2）　□要介護（□1　□2　□3　□4　□5）

日常生活自立度	障害高齢者：　　　　　　　　　　　認知症高齢者：

本人の希望	

共通	身長：（　　　　　　）cm　体重：（　　　　　　）kg　BMI：（　　　　　　）kg/m² 栄養補給法：□経口のみ　□一部経口　□経腸栄養　□静脈栄養，食事の形態：（　　　　） とろみ：□なし　□薄い　□中間　□濃い リハビリテーションが必要となった原因疾患：（　　　　　　　　　）　発症日・受傷日：（　　）年（　　）月 合併症： □脳血管疾患　□骨折　□誤嚥性肺炎　□うっ血性心不全　□尿路感染症　□糖尿病　□高血圧症　□骨粗しょう症　□関節リウマチ　□がん　□うつ病　□認知症　□褥瘡 （※上記以外の）□神経疾患　□運動器疾患　□呼吸器疾患　□循環器疾患　□消化器疾患　□腎疾患　□内分泌疾患　□皮膚疾患　□精神疾患　□その他 症状： □嘔気・嘔吐　□下痢　□便秘　□浮腫　□脱水　□発熱　□閉じこもり 現在の歯科受診について：かかりつけ歯科医　□あり　□なし　直近1年間の歯科受診：□あり(最終受診年月：　　年　　月)□なし 義歯の使用：□あり(□部分・□全部)　□なし その他：

課題	（共通） （リハビリテーション・栄養・口腔） （上記に加えた課題） □食事中に安定した正しい姿勢が自分で取れない　□食事に集中することができない　□食事中に傾眠や意識混濁がある □歯（義歯）のない状態で食事をしている　□食べ物を口腔内にため込む　□固形の食べ物を咀しゃく中にむせる □食後，頰の内側や口腔内に残渣がある　□水分でむせる　□食事中，食後に咳をすることがある □その他（　　　　　　　　　　）

方針・目標	（共通） （リハビリテーション・栄養・口腔） 短期目標：　　　　　　　　　　　　　　　　　　　長期目標： （上記に加えた方針・目標） □歯科疾患(□重症化防止　□改善)　□口腔衛生(□自立　□介護者の口腔清掃の技術向上　□専門職の定期的な口腔清掃等) □摂食嚥下等の口腔機能(□維持　□改善)　□食形態(□維持　□改善)　□栄養状態(□維持　□改善) □誤嚥性肺炎の予防　□その他(　　　　　　　　　　　)

実施上の注意事項	
生活指導	
見通し・継続理由	

（つづく）

図 2-2b　（つづき）

	リハビリテーション	栄養	口腔
	評価日：　　年　　月　　日	評価日：　　年　　月　　日	評価日：　　年　　月　　日
評価時の状態	**【心身機能・構造】** □ 筋力低下　□ 麻痺　□ 感覚機能障害 □ 関節可動域制限　□ 摂食嚥下障害 □ 失語症・構音障害　□ 見当識障害 □ 記憶障害　□ 高次脳機能障害 □ 疼痛　□ BPSD 歩行評価　□ 6 分間歩行　□ TUG test （　　　　　　　　　　　　　　） 認知機能評価　□ MMSE　□ HDS-R （　　　　　　　　　　　　　　） **【活動】** ※課題のあるものにチェック 基本動作： □ 寝返り　□ 起き上がり　□ 座位の保持 □ 立ち上がり　□ 立位の保持 ADL：BI（　　　）点 □ 食事　□ 移乗　□ 整容　□ トイレ動作 □ 入浴　□ 歩行　□ 階段昇降　□ 更衣 □ 排便コントロール　□ 排尿コントロール IADL：FAI（　　　）点 **【参加】**	低栄養リスク　□ 低　□ 中　□ 高 嚥下調整食の必要性　□ なし　□ あり □ 生活機能低下 3% 以上の体重減少　□ 無 　　　　　　　　　□ 有（　　kg/　　月） **【食生活状況】** 食事摂取量（全体）　　　　％ 食事摂取量（主食）　　　　％ 食事摂取量（主菜/副菜）　　％ /　　　％ 補助食品など： 食事の留意事項　□ 無　□ 有（　　　　） 薬の影響による食欲不振　□ 無　□ 有 本人の意欲（　　　　　　　　　　　） 食欲・食事の満足感（　　　　　　　　） 食事に対する意識（　　　　　　　　　） **【栄養量（エネルギー/たんぱく質）】** 摂取栄養量：（　　）kcal/kg,（　　　）g/kg 提供栄養量：（　　）kcal/kg,（　　　）g/kg 必要栄養量：（　　）kcal/kg,（　　　）g/kg **【GLIM 基準による評価※】** □ 低栄養非該当　□ 低栄養（□ 中等度 □ 重度） ※医療機関から情報提供があった場合に記入する。	**【誤嚥性肺炎の発症・既往】** □ あり（直近の発症年月：　　年　　月） □ なし **【口腔衛生状態の問題】** □ 口臭　□ 歯の汚れ　□ 義歯の汚れ □ 舌苔 **【口腔機能の状態の問題】** □ 奥歯のかみ合わせがない　□ 食べこぼし □ むせ　□ 口腔乾燥　□ 舌の動きが悪い □ ぶくぶくうがいが困難※1 ※1　現在，歯磨き後のうがいをしている方に限り確認する。 **【歯数】**（　　　）歯 **【歯の問題】** □ う蝕　□ 歯の破折　□ 修復物脱離 □ 残根歯　□ その他（　　　　　　） **【義歯の問題】** □ 不適合　□ 破損　□ 必要だが使用してない □ その他（　　　　　　　） **【歯周組織，口腔粘膜の問題】** □ 歯周病　　　　□ 口腔粘膜疾患（潰瘍等） 記入者： 指示を行った歯科医師名：
具体的支援内容	① 課題： 介入方法 ・ ・ ・ 期間：　　　（月） 頻度：週　　回，時間：　　　分/回 ② 課題： 介入方法 ・ ・ ・ 期間：　　　（月） 頻度：週　　回，時間：　　　分/回 ③ 課題： 介入方法 ・ ・ ・ 期間：　　　（月） 頻度：週　　回，時間：　　　分/回	□ 栄養食事相談 □ 食事提供量の増減（□ 増量　□ 減量） □ 食事形態の変更 　（□ 常食　□ 軟食　□ 嚥下調整食） □ 栄養補助食品の追加・変更 □ その他： 総合評価： □ 改善　□ 改善傾向　□ 維持 □ 改善が認められない **計画変更：** □ なし　　□ あり	実施日：　　　年　　月　　日 記入者： 実施頻度： □ 月 4 回程度　□ 月 2 回程度 □ 月 1 回程度　□ その他（　　　　　） 歯科衛生士が実施した口腔衛生等の管理及び介護職員への技術的助言等の内容： **【口腔衛生等の管理】** □ 口腔清掃 □ 口腔清掃に関する指導 □ 義歯の清掃 □ 義歯の清掃に関する指導 □ 摂食嚥下等の口腔機能に関する指導 □ 誤嚥性肺炎の予防に関する指導 □ その他 **【介護職員への技術的助言等の内容】** □ 入所者のリスクに応じた口腔清掃等の実施 □ 口腔清掃にかかる知識，技術の習得の必要性 □ 摂食嚥下等の口腔機能の改善のための取組の実施 □ 食事の状態の確認，食形態等の検討の必要性 □ 現在の取組の継続 □ その他　（　　　　　　　　　）
特記事項			

旧版と比較して特徴的なのは，共通欄があることです。共通欄には，身長，体重，body mass index(BMI)，栄養補給法，食事の形態，とろみについてや，リハビリテーションが必要となった原因疾患の記載欄，合併症，症状，現在の歯科受診状況，義歯の使用について記入します。

　その下に，共通の課題および，リハビリテーション・栄養・口腔に関連した課題について記載する欄があります。リハビリテーション・栄養・口腔に関連した課題のうち，食事時にみられる課題についてはチェックボックスから選択できるようになっています。

　課題を抽出した後に，方針・目標を決定します。これも，共通の方針・目標とリハビリテーション・栄養・口腔に関連した方針・目標を設定する欄があり，短期および長期的な目標について記載します。こちらも，歯科疾患，口腔衛生，口腔機能，食形態，栄養状態，音声・言語機能，誤嚥性肺炎の予防については，チェックボックスから選択できるようになっています。

　その後，ケア実施上の注意事項，生活指導，見通し・継続理由について自由に記載できるようになっています。

　新版は2枚1組で構成され，1枚目にこれらの多職種で共通して認識するべき課題・方針・目標を記載し，2枚目にリハビリテーション，栄養，口腔についてそれぞれ詳細な評価，具体的な支援内容について記載します。

　旧版では，リハビリテーション，栄養，口腔に対しての評価を記載する欄がありませんでしたが，新版では，詳細に評価することになります。評価はチェックボックス形式で選択できます。また，栄養については「GLIM基準による評価」も盛り込まれました。「医療機関から情報提供があった場合に記入する」と注釈がついていますが，標準的な低栄養診断基準が用いられたことは，施設間での栄養管理に関して共通認識を持つことにつながり，介入時の評価としても施設をまたいで標準化できることになります。

▌記載のポイント

　はじめに，本人の希望について，対象者と家族それぞれの意向を聞き取り，記載します。聞き取りが不可の場合は，その旨を記載します。

① 評価時の状態

　対象者と家族の希望を叶えるために，リハビリテーション，栄養，口腔それぞれにおいて，チェックボックスまたは空欄を埋める形で評価をしていきます。

　リハビリテーションでは，ICFに則って，「心身機能・身体構造」「活動」「参加」の評価を行います。

　栄養では，「低栄養状態」リスクについて低・中・高の3つに分類し，「嚥下調整食の必要性」「生活機能低下」の有無，「食生活状況」「栄養量(エネルギー/たんぱく質)」「GLIM基準による評価」について評価します。注目すべきは，今まで栄養指標として用いられていたアルブミンの記載がなくなったことです。アルブミンは炎症を特徴づけるものであり，栄養状態の判定には用いないことが世界的に認識されています[6,7]。

　口腔においては，「誤嚥性肺炎の発症・既往」「口腔衛生状態の問題」「口腔機能の状態

の問題」「歯科受診の必要性」「歯，義歯，歯周組織，口腔粘膜の問題」について該当項目がないか確認しつつ記載します。

② 具体的支援内容

リハビリテーション，栄養，口腔それぞれで目標を達成するために重要と思われる順番に支援内容を記載します。支援内容は評価・課題と合致している必要があります。具体的な支援方法やどれくらいの頻度と期間で支援するのかについて，多職種と意見交換しながら記載します。ある程度は，チェックボックスから項目を選択することができますが，選択できない場合は，「その他」に自由記載します。記載内容は具体的かつ，数値を示せる場合は示したほうが，再評価もしやすいです。

文献

1) 厚生労働省：令和3年度介護報酬改定の主な事項について．
https://www.mhlw.go.jp/content/12404000/000753776.pdf(アクセス：2023.8.22)
2) 厚生労働省：別紙様式1-1，1-2(リハビリテーション・個別機能訓練，栄養管理口腔管理に係る実施計画書).
https://www.mhlw.go.jp/stf/seisakunitsuite/bunya/0000188411_00034.html(アクセス：2023.8.22)
3) 厚生労働省：リハビリテーション・個別機能訓練，栄養管理及び口腔管理の実施に関する基本的な考え方並びに事務処理手順及び様式例の提示について．
https://www.mhlw.go.jp/content/12404000/000755018.pdf(アクセス：2023.8.22)
4) 厚生労働省：令和6年度介護報酬改定の主な事項について．pp22-28.
https://www.mhlw.go.jp/content/12300000/001195261.pdf(アクセス：2024.2.18)
5) 厚生労働省：令和6年度介護報酬改定における改定事項について．pp63-70.
https://www.mhlw.go.jp/content/12300000/001230329.pdf(アクセス：2024.5.31)
6) Cederholm, T, Jensen, GL, Correia, M, et al：GLIM criteria for the diagnosis of malnutrition-A consensus report from the global clinical nutrition community. J Cachexia Sarcopenia Muscle 10(1)：207-217, 2019
7) Evans, DC, Corkins, MR, Malone, A, et al：The Use of Visceral Proteins as Nutrition Markers：An ASPEN Position Paper. Nutr Clin Pract 36(1)：22-28, 2021

第 **3** 章

要介護高齢者に対する評価

リハビリテーションに必要な評価

国際生活機能分類（ICF）

国際生活機能分類（International Classification of Functioning, Disability and Health；ICF）とは「**健康の構成要素の分類**」のことであり，リハビリテーションにおいて重要な概念です。ICF がつくられる前までは，病気や障害により生じるマイナス面に目を向ける考え方が中心であったのに対し，ICF はプラス面で対象者をとらえる新しい健康観です。

　一例として，脳出血後に自宅で生活する高齢者の場合，上下肢に軽度の麻痺があるものの，介護保険を利用して自宅への手すりの設置や段差を解消して生活環境を整え，同居家族の介助を得ながら外出の機会を定期的に確保することで，社会参加を実現するなどが挙げられます。このように，ICF は対象者の生活全体をとらえることができる概念です。

　ICF は人間の生活機能と障害について，「**心身機能・身体構造**」「**活動**」「**参加**」の 3 つに加え，「**環境因子**」「**個人因子**」の生活機能に影響を及ぼす背景因子で構成されています（図3-1）。ICF に沿ってサービスの計画や評価，記録を行うことで，対象者や対象者にかかわる人の共通理解を可能にします。

日常生活活動（ADL）

　日常生活活動（**ADL**）とは，人が独立して生活するために行う基本的な活動を示します。ADL は基本的 ADL と手段的 ADL（IADL），高度 ADL（advanced activities of daily living；AADL）に分けられます。**基本的 ADL** とは，移動，食事，整容，更衣，排泄，入浴などの生命・清潔維持にかかわるような基本的な活動を示します。**手段的 ADL** とは，買い物や食事の準備，服薬管理，金銭管理，交通手段を使用しての外出など，より高次な活動を示します。**高度 ADL** とは，仕事，友人との交流や趣味，社会活動など生きがいや生活につながる活動を示します。

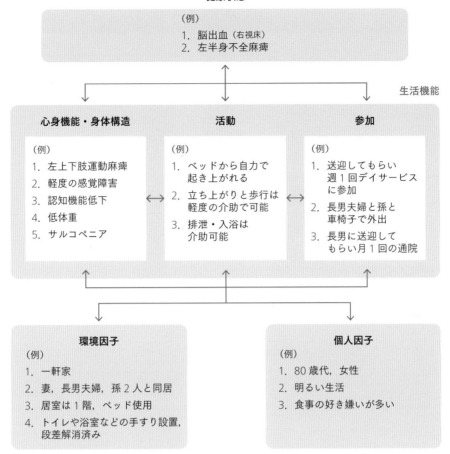

図 3-1　国際生活機能分類(ICF)の概念図の一例

生活機能の 3 つ(「心身機能・身体構造」：心身の構造・働き，「活動」：生活行為，「参加」：家庭・社会への関与・役割)は，それぞれが単独に存在するのではなく，相互に影響し合います。また，生活機能は「健康状態」「環境因子」「個人因子」からも影響を受けます。そのため，ICF の概念図では，ほとんどすべての要素が双方向の矢印で結ばれています。

基本的 ADL の評価方法

▌ バーセルインデックス(Barthel Index)[1]

　　バーセルインデックス(表 3-1)は 10 項目から構成され，**「できる ADL」**(能力的に可能な**動作のこと**)を評価します。「独力でできる(自立)」「援助が必要(一部介助)」「できない(全介助)」を判定することで ADL の潜在能力を評価します。100 点満点で採点され，点数が高いほど ADL が高いことを示します。

▌ 機能的自立度評価法(FIM™)[2]

　　機能的自立度評価法(Functional Independence Measure；FIM™)(表 3-2)は，運動項目13 項目，認知項目 5 項目の計 18 項目で構成される ADL 評価方法です。**「している**

表 3-1　バーセルインデックス（Barthel Index）

項目	評価	点数
食事	自立	10
	部分介助	5
	全介助	0
車椅子とベッドの間の移乗	自立	15
	最小限の介助	10
	移乗の介助	5
	全介助	0
整容（洗顔，整髪，歯磨き，髭剃り）	自立	5
	部分介助または全介助	0
トイレ動作（出入り，衣類着脱，拭く）	自立	10
	部分介助	5
	全介助	0
入浴	自立	5
	部分介助または全介助	0
移動（歩行，車椅子）	自立	15
	部分介助	10
	車椅子使用	5
	全介助	0
階段昇降	自立	10
	部分介助	5
	全介助	0
更衣（靴・靴下の着脱，ボタンなどの留め具操作を含む）	自立	10
	部分介助	5
	全介助	0
排便コントロール	自立	10
	部分介助	5
	全介助	0
排尿コントロール	自立	10
	部分介助	5
	全介助	0
合計（100 点満点）		点

（Mahoney FI, Barthel DW：Functional Evaluation：The Barthel Index. Md State Med J 14：61-65, 1965 より）

表 3-2　機能的自立度評価法（Functional Independence Measure；FIM™）

		項目	点数
セルフケア	A	食事	
	B	整容	
	C	清拭	
	D	更衣（上半身）	
	E	更衣（下半身）	
	F	トイレ	
排泄	G	排尿コントロール	
	H	排便コントロール	
移乗	I	ベッド，椅子，車椅子	
	J	トイレ	
	K	浴槽，シャワー	
移動	L	歩行，車椅子	
	M	階段	
運動項目合計			/91
コミュニケーション	N	理解	
	O	表出	
社会認識	P	社会的交流	
	Q	問題解決	
	R	記憶	
認知項目合計			/35
合計			/126

採点基準

自立	7	完全自立	介助なし
	6	修正自立（時間がかかる，補助具が必要，安全性の配慮が必要）	
部分介助	5	監視・準備（監視，指示，促し，準備）	介助あり
介助あり	4	最小介助（75％以上自分で行う）	
	3	中等度介助（50％以上を自分で行う）	
完全介助	2	最大介助（25％以上 50％未満を自分で行う）	
	1	全介助（25％未満しか自分で行わない）	

〔Ottenbacher KJ, Hsu Y, Granger CV, et al：The reliability of the functional independence measure：A quantitative review. Arch Phys Med Rehabil 77(12)：1226-1232. 1996 より〕

ADL」（実際に行っている日常生活活動）を採点します。全 18 項目を介護量に応じて 7 段階で評価します。実際に行っている ADL を評価することで，介護負担がわかる評価方法です。126 点満点で採点され，点数が高いほど ADL が高いことを示します。

手段的 ADL の評価方法

■ 老研式活動能力指標[3]

　老研式活動能力指標（表 3-3）は，高齢者や脳卒中後遺症などの在宅生活者を対象とし，

表 3-3　老研式活動能力指標

毎日の生活についてうかがいます。以下の質問のそれぞれについて，「はい」「いいえ」のいずれかに○をつけて，お答えください。
質問が多くなっていますが，ごめんどうでも全部の質問にお答えください。

1	バスや電車を使って１人で外出できますか	1. はい	2. いいえ
2	日用品の買い物ができますか	1. はい	2. いいえ
3	自分で食事の用意ができますか	1. はい	2. いいえ
4	請求書の支払いができますか	1. はい	2. いいえ
5	銀行預金・郵便貯金の出し入れが自分でできますか	1. はい	2. いいえ
6	年金などの書類がかけますか	1. はい	2. いいえ
7	新聞を読んでいますか	1. はい	2. いいえ
8	本や雑誌を読んでいますか	1. はい	2. いいえ
9	健康についての記事や番組に関心がありますか	1. はい	2. いいえ
10	友だちの家を訪ねることがありますか	1. はい	2. いいえ
11	家族や友達の相談にのることがありますか	1. はい	2. いいえ
12	病人を見舞うことができますか	1. はい	2. いいえ
13	若い人に自分から話しかけることがありますか	1. はい	2. いいえ

〔古谷野　亘，柴田　博，中里克治，ほか：地域老人における活動能力の測定─老研式活動能力指標の開発．日本公衆衛生雑誌 34(3)：113, 1987〕

面接もしくは自己で記入してもらうことで IADL を評価します。交通手段を使用しての外出や日用品の買い物，食事の用意などの 13 項目で構成され，「はい」か「いいえ」の 2 択で採点します。点数が高いほど活動能力が高いことを示します。

■ ロートンの IADL スケール[4]

　ロートン(Lawton)の IADL スケールは，高齢者(60 歳以上)を対象とした IADL の評価方法であり，面接もしくは自己で記入してもらうことで IADL を評価します。電話を使用する能力，買い物，食事の支度などの 8 項目で構成されます。採点は各項目の点数を合計し(0~8 点)，点数が高いほど自立していることを示します。

高度 ADL の評価方法

■ Advanced activities of daily living scale[5]

　Advanced activities of daily living scale(表 3-4)は，他人の家を訪問する，自宅に

表 3-4　**Advanced activities of daily living scale**

	1：今までしたことがない	2：以前していたが今はしていない	3：今もしている
1　他の人の家を訪問する	1：今までしたことがない	2：以前していたが今はしていない	3：今もしている
2　自宅に訪問客を受け入れる	1：今までしたことがない	2：以前していたが今はしていない	3：今もしている
3　宗教的な儀式や宗教に関連した社会活動のために教会や寺院に行く	1：今までしたことがない	2：以前していたが今はしていない	3：今もしている
4　社会的な集会に参加する	1：今までしたことがない	2：以前していたが今はしていない	3：今もしている
5　コンサート，ショー，展示会，劇場での演劇，映画館での映画などの文化的なイベントに参加する	1：今までしたことがない	2：以前していたが今はしていない	3：今もしている
6　自動車を運転する	1：今までしたことがない	2：以前していたが今はしていない	3：今もしている
7　市外の短期旅行に出かける	1：今までしたことがない	2：以前していたが今はしていない	3：今もしている
8　市外や国外の長期旅行に出かける	1：今までしたことがない	2：以前していたが今はしていない	3：今もしている
9　ボランティア活動をする	1：今までしたことがない	2：以前していたが今はしていない	3：今もしている
10　有給の仕事をする	1：今までしたことがない	2：以前していたが今はしていない	3：今もしている
11　協会，クラブ，学校，組合，協同組合，コミュニティセンターの役員や委員の一員であるか，政治活動に携わる	1：今までしたことがない	2：以前していたが今はしていない	3：今もしている
12　リカレント講座かシニア向けのオープンユニバーシティに参加する	1：今までしたことがない	2：以前していたが今はしていない	3：今もしている
13　高齢者向けのコミュニティセンターやグループに参加する	1：今までしたことがない	2：以前していたが今はしていない	3：今もしている
		合計点数	点

〔Dias EN, da Silva JV, Pais-Ribeiro JL, et al：Validation of the advanced activities of daily living scale. Geriatr Nurs 40(1)：7-12, 2019 より〕

訪問客を招き入れる，社会的な活動に参加するなどの 13 項目から構成される高度 ADL の評価方法です。採点は各項目の点数を合計し(13〜39 点)，点数が高いほど高度 ADL が高いことを示します。

筋力の評価方法

　筋力は，立つ・歩くなどの ADL を送るうえで重要な役割を担っています。特に**下肢や体幹の筋肉は重力に抗って姿勢を保持する主要な役割**を果たし，これらの筋力低下は日常生活の制限に直結するため，適切な評価が必要です。

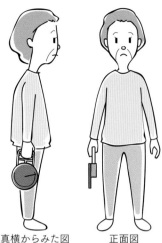

① 基本的には立位で測定（状況に応じて座位でも可）します。
② 人差し指の第2関節が，ほぼ直角になるように握り幅を調整します。
③「握力計を振り回し，衣類や身体に触れないよう力いっぱい握りしめてください」と教示します。
④ 男性＜28 kg，女性＜18 kgで筋力低下とみなします。

真横からみた図　　　正面図

図3-2　握力の測定方法

〔文部科学省：新体力テスト実施要項(65歳〜79歳対象).https://www.mext.go.jp/component/a_menu/sports/detail/__icsFiles/afieldfile/2010/07/30/1295079_04.pdf(アクセス：2024.5.17)〕

▌握力

握力とは，物を握るときに発揮される力を示し，主に手や上肢の筋力を示します。一方で，握力は全身の筋力と相関することがわかっており，**全身の筋力を反映する指標**としてサルコペニアやフレイルの評価(➡ **27, 29頁**)に用いられています。握力は短時間で簡便・安全に測定でき，高齢者の筋力評価に適しています。2〜3か月に1度は握力を測定することが推奨されます(図3-2)[6]。

筋肉量の評価方法

筋肉量は加齢の影響だけでなく，病気や不活動，栄養摂取量の減少などが原因で減少します。体の組織を構成する役割を担うタンパク質の多くは筋肉に貯蔵されており，筋肉量の減少は栄養状態の悪化を反映しています。2〜3か月に1度の定期的な評価に加え，やせてきたときや食欲がないときには筋肉量を評価する必要があります。

▌下腿周囲長(ふくらはぎの太さ)

下腿周囲長(図3-3)[6]は，全身の筋肉量を反映していることがわかっており，サルコペニアの評価の一部として用いられています。下腿周囲長はメジャーがあれば簡便に測定できます。

身体機能の評価方法

身体機能とは，歩く速さや立ち上がる能力，バランス能力など，動作を行う際に必要な能力を示します。身体機能の低下は将来の死亡を予測し，2〜3か月に1度の身体機

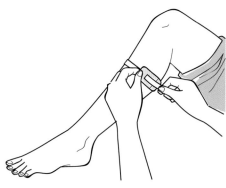

① 麻痺や関節の拘縮のないほうの脚で計測を行います。
② 対象者は仰臥位となり，膝を直角に曲げます。
③ メジャーをふくらはぎの最も太い位置に移動させ，締めつけることのない程度で輪を締め計測します。
④ メジャーを少しだけ緩めて，引き続き2回目の計測を行います。
⑤ 2回目の計測値との差が0.5 cm以内であるとき，その平均値を計測値とします。
⑥ 男性＜34 cm，女性＜33 cmを筋肉量減少の目安とします。

図3-3　下腿周囲長の測定方法
〔佐竹昭介：SARC-F & SARC-Calf．荒井秀典（監），佐竹昭介（編）：フレイルハンドブック2022年版．p120，ライフ・サイエンス，2022より〕

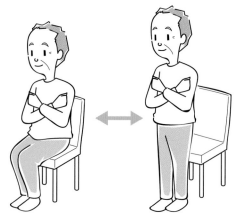

① 背もたれのある椅子に座った姿勢から，5回の立ち上がり動作を完了（測定の終了姿勢は立位）までの時間を計測します。
② 測定者は椅子のすぐ近くに立ち，対象者が前後どちらにバランスを崩しても支えられるように手を伸ばしておきます。
③ 「腕を胸の前で組んで，できる限り速く，椅子から5回連続で立ち上がってください。立ち上がるときは，膝を完全に伸ばしてください。座るときはお尻を座面につけることに注意してください」と教示します。
④ ≧12.0秒を身体機能低下と定義します。

図3-4　5回立ち上がりテストの測定方法
〔荒井秀典，山田　実（編）：平成31年度厚生労働省科学研究費　長寿科学政策研究事業　介護予防ガイド　実践・エビデンス編．https://www.ncgg.go.jp/ri/topics/pamph/documents/cgss2.pdf（アクセス：2023. 4. 11）〕

能の評価が推奨されます。

▎5回立ち上がりテスト

5回立ち上がりテスト（図3-4）は，下肢の筋力や機能を反映した身体機能の代表的な指標の1つです。高さ40 cm程度の背もたれのある椅子から5回立ち座りするのにかかる時間を計測します。

サルコペニアの評価方法

サルコペニアは，加齢などの原因により骨格筋量，筋力，身体機能が低下した状態を示し，ギリシャ語で「筋肉」を意味する"sarx"と「減少・消失」を意味する"penia"からなる造語です。世界的な高齢化に伴いサルコペニアへの関心は高く，2016年には国際疾病分類（International Statistical Classification of Diseases and Related Health Problems；

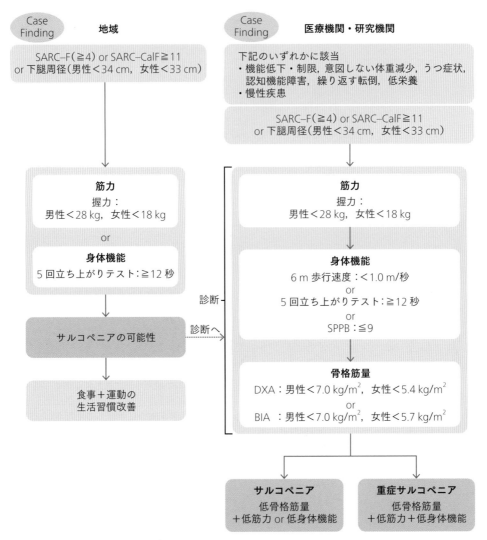

図 3-5　サルコペニア診断アルゴリズム

SARC-F や下腿周囲長でスクリーニングしたあと，筋力・身体機能・骨格筋量でサルコペニアを判定します。介護施設や在宅では，筋力や身体機能でサルコペニアの可能性を判定し，食事と運動による生活習慣を改善するための介入を行います。場合によっては，医療機関で精密な評価を行い，サルコペニアを判定します。

SPPB：Short Physical Performance Battery，DXA：dual-energy X-ray absorptiometry（二重エネルギーX線吸収測定法），BIA：bioelectrical impedance analysis（生体電気インピーダンス法）

〔Chen LK, Woo J, Assantachai P, et al：Asian Working Group for Sarcopenia：2019 Consensus Update on Sarcopenia Diagnosis and Treatment. J Am Med Dir Assoc 21（3）：300-307, e2, 2020〕

ICD）に傷病登録されました。

　サルコペニアは高齢者の転倒や ADL 障害，病気の発症などにつながることが明らかになっています。日本人を対象にサルコペニアを評価する際は，アジアのサルコペニアワーキンググループ（Asian Working Group for Sarcopenia 2019；AWGS 2019）が提唱しているアルゴリズムを使用し，サルコペニアを診断することが推奨されています[7]（図 3-5）。

表 3-5　改訂 J-CHS 基準

体重減少	6 か月で 2 kg 以上の(意図しない)体重減少
筋力低下	握力：男性＜28 kg，女性＜18 kg
疲労感	(ここ 2 週間)わけもなく疲れたような感じがする
歩行速度	通常歩行速度＜1.0 m/秒
身体活動	① 軽い運動・体操をしていますか？ ② 定期的な運動・スポーツをしていますか？ 上記のいずれにも「週に 1 回もしていない」と回答

3 つ以上に該当：フレイル，1 つまたは 2 つ該当：プレフレイル，1 つも該当しない：健常
〔Satake S, Arai H：The revised Japanese version of the Cardiovascular Health Study criteria(revised J-CHS criteria). Geriatr Gerontol Int 20(10)：992-993, 2020／佐竹昭介：知識向上編 第 1 章 健康寿命とフレイル　フレイルとは何か. 健康長寿教室テキスト作成委員会(編)：健康長寿教室テキスト 第 2 版. p2, 国立研究開発法人国立長寿医療研究センター・東浦町, 2020 より〕

フレイルの評価方法

　フレイルとは，「高齢期に生理的予備能が低下することでストレスに対する脆弱性が亢進し，生活機能障害，要介護状態，死亡などの転帰に陥りやすい状態」を示します。フレイルは健常と要介護状態の中間の段階であり，適切な介入を行うことで改善する可能性を含んでいます。フレイルの身体面は 5 項目(① 体重減少，② 筋力低下，③ 疲労感，④ 歩行速度低下，⑤ 身体活動低下)で構成された改訂日本版 CHS 基準(J-CHS 基準)(表 3-5)で評価することが推奨されています。また，フレイルは身体面に加え，社会面(独居や，友人や近隣とのかかわりの減少など)や精神・心理面(記憶力の低下や気分の落ち込みなど)を含む多面的な概念とされています。したがって，フレイルの多面性を考慮したうえでの予防・改善策を考える必要があると考えられています。

文献

1) Mahoney FI, Barthel DW：Functional Evaluation：The Barthel Index. Md State Med J 14：61-65, 1965
2) Ottenbacher KJ, Hsu Y, Granger C V, et al：The reliability of the functional independence measure：A quantitative review. Arch Phys Med Rehabil 77(12)：1226-1232, 1996
3) 古谷野　亘，柴田　博，中里克治，ほか：地域老人における活動能力の測定―老研式活動能力指標の開発. 日本公衆衛生雑誌 34(3)：113, 1987
4) Lawton MP, Brody EM：Assessment of Older People：Self-Maintaining and Instrumental Activities of Daily Living. Gerontologist 9(3)：179-186, 1969
5) Dias EN, da Silva JV, Pais-Ribeiro JL, et al：Validation of the advanced activities of daily living scale. Geriatr Nurs 40(1)：7-12, 2019.
6) 荒井秀典：フレイルハンドブック. ライフ・サイエンス, 2022
7) Chen LK, Woo J, Assantachai P, et al：Asian Working Group for Sarcopenia：2019 Consensus Update on Sarcopenia Diagnosis and Treatment. J Am Med Dir Assoc 21(3)：300-307, e2, 2020

栄養状態の評価

　高齢者の健康問題の1つに栄養障害があります。栄養障害は，適切な栄養を摂取できないことが原因で生じます。老化に伴う生理学的変化や慢性疾患の存在などが栄養障害を引き起こす可能性を高めます。そのため，要介護高齢者においては，栄養障害を高率に認めます。

　栄養障害には，主にエネルギーの不足(全般的な食物摂取不足)またはたんぱく質の不足を原因とする「**低栄養**」と，過剰な脂肪蓄積により健康が障害される「**過栄養**」があります。したがって，身体に栄養素がどの程度，供給・保持・代謝されているかなど，栄養状態について評価することが大切です。

高齢者の栄養状態に関する要因(図3-6)

　高齢者の栄養状態には，単に嗜好や食生活だけでなく，身体機能の低下や心理面，生活環境など多くの要因がかかわっています。したがって栄養状態を評価する場合には，栄養素摂取量だけでなく，身体的，精神・心理的，社会的要因など，総合的に把握する必要があります。特に，低栄養状態は自覚しにくく，自分では気がつかないうちに進んでいることが多いため，注意が必要です。栄養状態の評価は1つの要因に限らずに，かつ定期的に栄養状態の評価を行い，栄養学的に問題がある場合は早期に介入につなげることが重要です。

▌低栄養

　高齢者は，さまざまな要因から容易にたんぱく質・エネルギー栄養障害に陥ります。低栄養の根底には体重減少があり，必要栄養量が不足しています。栄養素の過不足がないよう，適切な食事提供と栄養評価を行うことが重要です。

▌過栄養

　過栄養(肥満)は，単にBMIが高いことを指すのではなく，過剰な脂肪の蓄積により健康が障害されている状態を指します。肥満が健康に悪影響を及ぼすことは広く知られていますが，心身機能障害(心肺機能障害や内分泌機能障害)や能力低下(歩行能力低下)にもつながるため，低栄養と同様に早期に評価し，介入する必要があります。

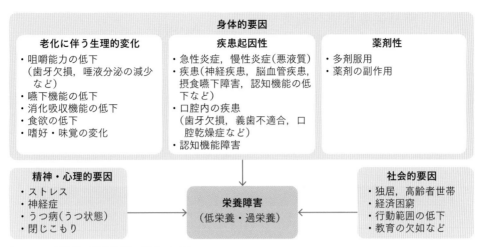

図 3-6　高齢者の栄養状態に関する要因

身体的要因

老化に伴う生理的変化
・咀嚼能力の低下
　（歯牙欠損，唾液分泌の減少
　　など）
・嚥下機能の低下
・消化吸収機能の低下
・食欲の低下
・嗜好・味覚の変化

疾患起因性
・急性炎症，慢性炎症（悪液質）
・疾患（神経疾患，脳血管疾患，
　摂食嚥下障害，認知機能の低
　下など）
・口腔内の疾患
　（歯牙欠損，義歯不適合，口
　　腔乾燥症など）
・認知機能障害

薬剤性
・多剤服用
・薬剤の副作用

精神・心理的要因
・ストレス
・神経症
・うつ病（うつ状態）
・閉じこもり

栄養障害
（低栄養・過栄養）

社会的要因
・独居，高齢者世帯
・経済困窮
・行動範囲の低下
・教育の欠如など

　わが国では，肥満は BMI 25 kg/m^2 以上と定義されています。しかし，BMI だけで判断するのではなく，筋肉量の判定や腹囲などを測定して体脂肪率を評価することが重要です。また，高齢者では，やや肥満気味のほうが，死亡リスクが低いことが知られているので，減量を目標とするかどうかは個別に判断します。

栄養スクリーニング・アセスメント

　栄養スクリーニングと栄養アセスメントは，栄養ケアを実施する一連のプロセスの第一歩です。栄養障害（またはそのリスク）のある対象者を抽出し，栄養状態を評価することは重要です。栄養障害，なかでも低栄養あるいはその疑いがある対象者を抽出することを「**栄養スクリーニング**」と呼び，さまざまなツールが開発されています。これに対して，栄養スクリーニングで低栄養のリスクありとして抽出された対象者に対して，より詳細に栄養状態を評価することを「**栄養アセスメント**」と呼びます。

栄養スクリーニング

　栄養スクリーニングを実施する場合には，Nutritional Risk Screening(NRS-2002)，Mini Nutritional Assessment Short-Form (MNA®-SF)，Malnutrition Universal Screening Tool(MUST)など妥当性が検討された指標を用いることが推奨されています。

　そのなかでも，MNA®-SF は，高齢者を対象とした栄養スクリーニングの代表的なツールです（図 3-7）。MNA®-SF は，6 項目（食事量，体重増減，日常の動作，ストレスの有無，認知症の有無，BMI）から構成され，各項目の合計点数により，栄養状態を 3 段階（栄養状態良好，低栄養のおそれあり，低栄養）で判定することができます。採血を必要とせず，身長や体重が測定できない場合でも下腿周囲長で代替できることから，ほぼすべての高齢者に適用できます。「低栄養のおそれあり」と判定された人の約 50％ は「低栄養」に移行することからも，深刻な低栄養状態に陥る前の栄養スクリーニング指標として有用です。

簡易栄養状態評価表
Mini Nutritional Assessment-Short Form
MNA®

Nestlé
NutritionInstitute

氏名:

性別: 　　　年齢: 　　　体重: 　　　kg　身長: 　　　cm　調査日:

下の□欄に適切な数値を記入し、それらを加算してスクリーニング値を算出する。

スクリーニング

A 過去3ヶ月間で食欲不振、消化器系の問題、そしゃく・嚥下困難などで食事量が減少しましたか?
0 = 著しい食事量の減少
1 = 中等度の食事量の減少
2 = 食事量の減少なし

B 過去3ヶ月間で体重の減少がありましたか?
0 = 3 kg 以上の減少
1 = わからない
2 = 1〜3 kg の減少
3 = 体重減少なし

C 自力で歩けますか?
0 = 寝たきりまたは車椅子を常時使用
1 = ベッドや車椅子を離れられるが、歩いて外出はできない
2 = 自由に歩いて外出できる

D 過去3ヶ月間で精神的ストレスや急性疾患を経験しましたか?
0 = はい　　　　2 = いいえ

E 神経・精神的問題の有無
0 = 強度認知症またはうつ状態
1 = 中程度の認知症
2 = 精神的問題なし

F1 BMI　　体重(kg)÷[身長(m)]^2 □
0 = BMI が19 未満
1 = BMI が19 以上、21 未満
2 = BMI が21 以上、23 未満
3 = BMI が 23 以上

BMI が測定できない方は、F1 の代わりに F2 に回答してください。
BMI が測定できる方は、F1 のみに回答し、F2 には記入しないでください。

F2 ふくらはぎの周囲長(cm) : CC
0 = 31cm未満
3 = 31cm以上

スクリーニング値
(最大 : 14ポイント)

12-14 ポイント: □　栄養状態良好
8-11 ポイント: □　低栄養のおそれあり (At risk)
0-7 ポイント: □　低栄養

Ref.　Vellas B, Villars H, Abellan G, et al. *Overview of the MNA® - Its History and Challenges.* J Nutr Health Aging 2006;10:456-465.
Rubenstein LZ, Harker JO, Salva A, Guigoz Y, Vellas B. *Screening for Undernutrition in Geriatric Practice: Developing the Short-Form Mini Nutritional Assessment (MNA-SF).* J. Geront 2001;56A: M366-377.
Guigoz Y. *The Mini-Nutritional Assessment (MNA®) Review of the Literature - What does it tell us?* J Nutr Health Aging 2006; 10:466-487.
Kaiser MJ, Bauer JM, Ramsch C, et al. *Validation of the Mini Nutritional Assessment Short-Form (MNA®-SF): A practical tool for identification of nutritional status.* J Nutr Health Aging 2009; 13:782-788.
® Société des Produits Nestlé SA, Trademark Owners.
© Société des Produits Nestlé SA 1994, Revision 2009.
さらに詳しい情報をお知りになりたい方は、**www.mna-elderly.com** にアクセスしてください。

図 3-7　MNA®-SF

■ 栄養アセスメント

栄養アセスメントとして用いられる評価指標には，臨床診査，身体計測値，栄養・食事歴(栄養摂取量)，臨床検査(血液検査など)，身体状況などがあります。

① 臨床診査

問診(主訴)，生活背景などを傾聴し，身体観察(皮膚，毛髪，爪など)から評価を行います。現病歴や既往歴など，対象者の基本的な情報も確認します。

② 身体計測値

身体計測を実施することで，身体構成成分を把握することができます。体組成の変化は栄養障害の重要な指標の1つです。身体計測のなかでも，身長と体重は最も簡便な栄養指標であり，栄養必要量の推定に欠かせません。身長や体重がわかるだけで，BMI，標準体重，体重減少率などから栄養状態を判定することができるので重要な指標といえます。

● 身長・体重

身長は，身長計を用い，立位で測ります。立位がとれない，または円背や関節の変形などでまっすぐに立てない場合は，ベッド上に臥位のまま計測します。さまざまな計測方法がありますが，簡便で取り組みやすい方法は，対象者にベッド上で臥位，または側臥位になってもらい，メジャーで測定します。体をまっすぐにできない場合は，メジャーを沿わせられる部分ごとに測定します。しかし，この方法は測定誤差が出やすいので，一度の測定で3回計測し，平均値を採用します。両足がない対象者の場合は，両腕を広げた長さを測定し，推定値とします。

体重は，体重計を用いて測定します。立位がとれない場合は，車椅子ごと測定できる体重計などを用いて，計測後に風袋(車椅子など)の重さを除きます。体重は，定期的に測定することで，全身のエネルギー状態を示す重要な栄養状態の指標になります。体重の評価で注意する点は，浮腫です。急激な体重の増減は浮腫の変化の場合もありますので，身体状況の確認を行います。

● 身長・体重を用いた栄養状態の評価[1]

body mass index(BMI)：BMI は，体重(kg)÷[身長(m)]^2 で算出できます。日本肥満学会では，BMI が 18.5 以上 25 kg/m^2 未満を「普通体重」，18.5 kg/m^2 未満を「やせ」，25 kg/m^2 以上の場合を「肥満」と定義しています。『日本人の食事摂取基準2020 年版』において，高齢者はフレイル予防および生活習慣病の発症予防の両方に配慮する必要があることから，目標とする BMI の範囲を 21.5〜24.9 kg/m^2 としています。

標準体重：日本肥満学会では，最も疾病の少ない BMI 22 kg/m^2 を基準として，標準体重(kg)＝[身長(m)^2]×22 で計算した値としています。標準体重は，必要エネルギー量やたんぱく質必要量などの計算に欠かせません。また，現体重と標準体重の比率をみた％標準体重＝現体重÷標準体重×100 は，栄養指標の1つとして多く用いられます。

通常体重：平常時の体重のことです。平常時の体重を確認できれば，現体重と比較することができ，栄養状態の評価を行うことも可能となります。

表 3-6　栄養評価方法：身体計測（筋肉量・皮下脂肪量）

上腕周囲長 （arm circumference；AC）	● 測定肢位は座位または仰臥位 ● 測定する腕の肘を 90 度屈曲させて測定 ● 測定する位置は，肩峰から尺骨肘頭の中点にあたる位置 ● 皮膚を圧迫しない程度に輪を締め，皮膚が戻るのに合わせてテープを自然にゆるめた位置で 0.1 cm の近似値まで読み取る
上腕筋囲 （arm muscle circumference；AMC） 上腕筋面積 （arm muscle area；AMA）	AC と TSF の計測値から以下の式で算出できる ● AMC(cm)＝AC(cm)－π×TSF(cm) ● AMA(cm^2)＝(AMC)^2÷4π
下腿周囲長 （calf circumference；CC）	● 下腿の最も太い部分を測定 ● サルコペニアのスクリーニングにも用いられ，男性＜34 cm，女性＜33 cm で筋肉量減少と判断
上腕三頭筋部皮下脂肪厚 （triceps skinfold thickness；TSF）	● 座位または仰臥位で測定 ● 測定する腕の肘を 90 度屈曲させて測定 ● 肩峰から尺骨肘頭の中点にあたる位置に印をつけ，その印から 1 cm 肩峰側に移動した位置の皮膚を脂肪層と筋肉部分を分離するようにつまみ上げて，印をつけた部位を皮下脂肪測定器で測定する

〔日本栄養アセスメント研究会身体計測基準値検討委員会：日本人の新身体計測基準値 JARD2001．栄養評価と治療 19(suppl)：1-81, 2002 を参考に作成／Chen LK, Woo J, Assantachai P, et al：Asian Working Group for Sarcopenia：2019 Consensus Update on Sarcopenia Diagnosis and Treatment. J Am Med Dir Assoc 21(3)：300-307, 2020 より〕

体重減少率：体重を測定したときには，前回測定した体重と比較することが重要です。体重減少率とは，以前の体重と比較して，どのくらいの期間で何％体重が減っているかを調べるときに用います。1 週間で 1〜2％以上，1 か月で 5％以上，3 か月で 7.5％以上，6 か月で 10％以上の体重減少がある場合には，栄養障害の可能性を考えて対処する必要があります。逆に，体重が増加しても浮腫や腹水に伴う場合がありますので，体重の変化を認めた場合には，その原因についてのアセスメントを行う必要があります。

● 筋肉量や皮下脂肪量から求める指標（表 3-6）

筋肉量の指標として，上腕周囲長(arm circumference；AC)，上腕筋囲(arm muscle circumference；AMC)，上腕筋面積(arm muscle area；AMA)，下腿周囲長(calf circumference；CC)が用いられます。脂肪量の指標としては，上腕三頭筋部皮下脂肪厚(triceps skinfold thickness；TSF)などが用いられます。

2002(平成14)年に「日本人の新身体計測基準値 JARD 2001」が報告[2]され，年齢，性別による標準値が設定されています。栄養障害の判定は標準値と比較して行い，90％以上が正常，80％以上 90％未満で軽度，60％以上 80％未満で中等度，60％未満で高度の栄養障害があると判定します。

③ 栄養・食事歴（栄養摂取量）

栄養補給を十分に行うためには，栄養・食生活の状況を評価し，個々に合った栄養ケアを計画することが大切です。

はじめに，栄養補給の経路について確認します。経口摂取の場合は，摂取量や嗜好，

食物アレルギーなどについても確認します。食習慣や食行動についても情報収集を行います。食事の摂取状況は，消化管の狭窄や摂食嚥下機能，食欲不振など，さまざまな因子の影響を受けるので，食事を摂取している時間などに食事場所に出向くこと（ミールラウンド）が有効です。また，水分の摂取状況の確認も行います。特に経口摂取量が少ない場合は，必要エネルギーが不足するだけでなく，食事で補えない水や電解質も不足しやすいです。食事で補えない水や電解質を補給しなければ，腋窩や口腔内の乾燥，尿量も減り，脱水にもなります。その結果，体の電解質バランスが崩れて，食欲不振，尿路感染症，誤嚥性肺炎，認知症といったさまざまな症状が起こるので，食事摂取量だけでなく，飲水量も重要なポイントです。

対象者の食生活状況の把握は，栄養状態の評価に用いるだけでなく，栄養療法の方向性を検討するうえで重要です。食事の摂取状況と臨床検査値などの客観的指標を組み合わせて評価することで，より多面的な栄養アセスメントにつなげることができます。

④ 臨床検査（血液検査など）

血液検査データは，要介護高齢者の栄養状態を評価するうえで重要な指標の1つです。特に，血清タンパク質，糖関連検査，腎機能検査，肝胆膵機能検査などが栄養評価の一環として用いられます。血液検査データは，1回のみの検査値で評価するのではなく，継続的に変化を評価する必要があること，血液検査値のみで判断するのではなく，包括的な評価により判定することが望ましいとされています。

⑤ 身体状況

咀嚼・嚥下機能をはじめとする食事に関連する身体機能を確認します。褥瘡や浮腫，発熱などの症状も確認します。特に褥瘡や発熱は，必要栄養量の計算をするときに，その侵襲（身体に及ぼす物理的負担や影響の大きさ）の程度を考慮する必要があります。また，浮腫や脱水の有無は，身体計測の評価にも影響が出るので確認しておきましょう。

要介護高齢者では，加齢や疾患により全身の筋肉量が減少するサルコペニアを高率に認めます。Asian Working Group for Sarcopenia 2019（AWGS2019）に基づいたサルコペニア診断が推奨されています[3]。サルコペニアの評価方法は本章（➡ 27頁）を参照してください。

低栄養・過栄養の診断

▌低栄養診断（図3-8）

2018（平成30）年に北米，南米，アジアの学会により低栄養の診断基準である Global Leadership Initiative on Malnutrition（GLIM）基準が発表されました[4]。GLIM 基準では低栄養スクリーニングツールで低栄養のリスクがあると判定された場合，現症（現在の状態）および病因で低栄養を評価診断し，さらに現症で重症度判定を行うことができます。

▌過栄養診断

過栄養では，年齢，生命予後，ADL などを考慮した評価が必要です。高齢者では，少なくとも BMI が 30 を超えない限り，生命予後のリスクにならないことが明らかに

| スクリーニング | NRS–2002 3点以上 | or | MNA®–SF 11点以下 | or | MUST 1点以上 |

栄養リスクあり

| 低栄養評価 | **意図しない体重減少** 6か月以内に 5%以上 または 6か月以上で 10%以上 | **BMI低値** 70歳未満： 18.5 kg/m² 未満 70歳以上： 20.0 kg/m² 未満 | **筋肉量減少** DXA：男性 7.0 kg/m² 未満 女性 5.4 kg/m² 未満 BIA：男性 7.0 kg/m² 未満 女性 5.7 kg/m² 未満 |

現症 1つ以上

＋

| 病因 1つ以上 | **摂取量減少，消化吸収不良** エネルギー必要量の50%以下が1週間以上 または 食事摂取量の低下が2週間以上 または 何らかの慢性的な胃腸障害 | **疾患の影響，炎症** 急性疾患や外傷 または 慢性疾患 |

少なくとも1つの現症と病因に該当 ＝低栄養と診断

●重症度判定

	意図しない体重減少	BMI低値	筋肉量減少
重度低栄養と診断される項目	過去6か月以内に10%以上 または 過去6か月以上で20%以上	高度な減少 70歳未満 ＜17.0 kg/m² 70歳以上 ＜17.8 kg/m²*	高度な減少**

現症の3項目で，より高度な基準値を超えたものが1つでもある場合は重度低栄養と判定され，1つも該当しない場合は中等度低栄養と判定

図 3-8 低栄養診断（GLIM基準）

〔Cederholm T, Jensen GL, Correia M, et al：GLIM criteria for the diagnosis of malnutrition-A consensus report from the global clinical nutrition community. Clin Nutr 38(1)：1-9, 2019 より〕

* 重度低栄養のBMI基準値（70歳未満では＜17.0 kg/m², 70歳以上では＜17.8 kg/m²）は，Maeda らの論文による。

** 重度低栄養の筋肉量減少における，高度な減少を Mori らは下腿周囲長で評価し，GLIM基準の妥当性を報告している。Mori らは，男性≦27.0 cm，女性≦26.0 cm を用い高度な筋肉量減少を判断した。

〔Maeda K, Ishida Y, Nonogaki T, et al：Reference body mass index values and the prevalence of malnutrition according to the Global Leadership Initiative on Malnutrition criteria. Clin Nutr 39(1)：180-184, 2020／Mori N, Maeda K, Fujimoto Y, et al：Prognostic implications of the global leadership initiative on malnutrition criteria as a routine assessment modality for malnutrition in hospitalized patients at a university hospital. Clin Nutr 42(2)：166-172, 2023〕

されています。そのため，単にBMIだけでなく，脂肪が過剰に蓄積した状態であるかどうかなどの評価を行います。また，体重増加がみられた場合，その原因を評価することが重要です。エネルギー摂取過剰，身体活動量の低下によるエネルギー消費不足，基礎代謝量の減少などに合わせて浮腫も評価する必要があります。

文献

1) 望月弘彦：総論　身体計測の方法．日本静脈経腸栄養学会雑誌 32(3)：1137-1141, 2017
2) 日本栄養アセスメント研究会身体計測基準値検討委員会：日本人の新身体計測基準値 JARD2001．栄養評価と治療 19(suppl)：1-81, 2002
3) Chen LK, Woo J, Assantachai P, et al：Asian Working Group for Sarcopenia：2019 Consensus Update on Sarcopenia Diagnosis and Treatment. J Am Med Dir Assoc 21(3)：300-307, 2020
4) Cederholm T, Jensen GL, Correia M, et al：GLIM criteria for the diagnosis of malnutrition-A consensus report from the global clinical nutrition community. Clin Nutr 38(1)：1-9, 2019

口腔機能の評価

　口腔衛生と口腔機能それぞれについて評価を実施し，その結果をふまえて口腔全体の状態を把握します。

口腔のアセスメントツール

　要介護高齢者が良好な口腔衛生状態を保つためには，介護者や看護師，家族らが行う日常の口腔ケアが重要です。介護者によらずその人に合った質の高い口腔ケアを提供するためには，**アセスメントツールを用いて口腔内の状況をスコア化し，口腔ケア方法を決める**とよいでしょう。

▌Oral Health Assessment Tool（OHAT）[1]

　OHAT（図 3-9）は要介護高齢者の口腔評価用に作成され，病院や施設でよく用いられている口腔アセスメントツールです。歯科専門職以外の職種でも簡便かつ定量的に口腔の状態を評価でき，多職種連携に役立つ共通言語として用いられています。口唇，舌，歯肉・粘膜，唾液，残存歯，義歯，口腔清掃，歯痛の 8 項目について，それぞれを「健全」「やや不良」「病的」の 3 段階で評価します。まず口腔ケア初日に評価し，その後はケア開始から定期的（たとえば 1〜2 週間ごと）に行い，スコアに応じて口腔ケアプランを見直します。スコア化により口腔内の問題を早期に把握し，歯科につなぐことができます。

▌Tongue Coating Index（TCI）[2]

　舌苔は細菌や口腔内の剝離上皮（口腔粘膜が新陳代謝により剝がれたもの）を含む汚れで，口臭や誤嚥性肺炎の原因にもなります。TCI（図 3-10）は，舌の表面の舌苔の付着量を評価する指標です。舌を 9 つのブロックに分け，舌苔の厚みや付着範囲を評価します。合計スコアが 9 点以上（TCI が 50% 以上）で口腔衛生不良と判断します。

　舌苔が付着する原因は口腔ケア不足だけではありません。唾液が減少し舌についた汚れや細菌が洗い流されない状態や，舌を十分に動かせず上顎と舌が接触しない状態は，自然に口腔内をきれいにする作用（自浄作用）の低下につながり，舌苔が付着しやすくなります。さらに薬剤の副作用や全身の免疫力低下などの全身的な問題が関連する場合があります。

ORAL HEALTH ASSESSMENT TOOL 日本語版（OHAT-J）

(Chalmers JM, 2005；松尾, 2016)

ID：　　　　　氏名：　　　　　評価日：　/　　　/　　　/

項目	0＝健全	1＝やや不良	2＝病的	スコア
口唇	正常、湿潤、ピンク	乾燥、ひび割れ、口角の発赤	腫脹や腫瘤、赤色斑、白色斑、潰瘍性出血、口角からの出血、潰瘍	/
舌	正常、湿潤、ピンク	不整、亀裂、発赤、舌苔付着	赤色斑、白色斑、潰瘍、腫脹	/
歯肉・粘膜	正常、湿潤、ピンク	乾燥、光沢、粗造、発赤 部分的な（1-6歯分）腫脹 義歯下の一部潰瘍	腫脹、出血（7歯分以上） 歯の動揺、潰瘍 白色斑、発赤、圧痛	/
唾液	湿潤、漿液性	乾燥、べたつく粘膜、少量の唾液 口渇感若干あり	赤くヒリヒリした状態 唾液はほぼなし、粘性の高い唾液 口渇感あり	/
残存歯 □有 □無	歯・歯根の う蝕または破折なし	3本以下の う蝕、歯の破折、残根、咬耗	4本以上のう蝕、歯の破折、残根 非常に強い咬耗 義歯使用無しで3本以下の残存歯	/
義歯 □有 □無	正常 義歯、人工歯の破折なし 普通に装着できる状態	一部位以上の義歯、人工歯の破折 毎日1-2時間の装着のみ可能	二部位以上の義歯、人工歯の破折 義歯紛失、義歯不適のため未装着 義歯接着剤が必要	/
口腔清掃	口腔清掃状態良好 食渣、歯石、プラークなし	1-2部位に 食渣、歯石、プラークあり 若干口臭あり	多くの部位に 食渣、歯石、プラークあり 強い口臭あり	/
歯痛	疼痛を示す 言動的、身体的な兆候なし	疼痛を示す言動的な兆候あり： 顔をひっからせる、口唇を噛む 食事しない、攻撃的になる	疼痛を示す身体的な兆候あり： 頬、歯肉の腫脹、歯の破折、潰瘍 歯肉下膿瘍。言動的な徴候もあり	/
	0　　　1	2　　　3	4	
歯科受診　　要　　不要		再評価予定日		合計

Japanese Translation：Koichiro Matsuo permitted by The Iowa Geriatric Education Center
avairable for download: https://www.ohcw-tmd.com/research/
revised Sept 1, 2021
日本語版作成：東京医科歯科大学大学院地域・福祉口腔機能管理学分野　教授　松尾 浩一郎

図 3-9　Oral Health Assessment Tool 日本語版（OHAT-J）

OHAT は、8項目（口唇、舌、歯肉・粘膜、唾液、残存歯、義歯、口腔清掃、歯痛）をそれぞれ、「0：健全」「1：やや不良」「2：病的」でスコア化し、各項目に点数の差がある場合は、点数が高い部分をメインに口腔ケアを行い、残存歯や義歯の項目に問題があれば、歯科治療を依頼します。

［Chalmers JM, King PL, Spencer AJ, Wright FA, Carter KD：The oral health assessment tool-validity and reliability. Australian dental journal 50：191-199, 2005／松尾浩一郎、中川量晴、口腔アセスメントシート Oral Health Assessment Tool 日本語版（OHAT-J）の作成と信頼性、妥当性の検討．障害者歯科. 37：1-7, 2016／Oral Health Assessment Tool（OAHT）日本語版（Available from：https://www.ohcw-tmd.com/research/ohat.html）］

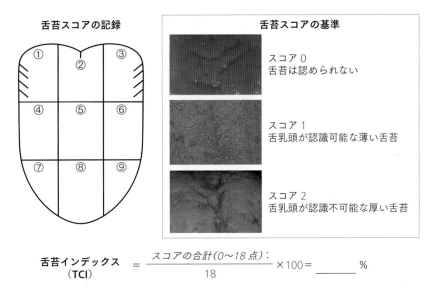

舌苔スコアの記録

舌苔スコアの基準

スコア 0
舌苔は認められない

スコア 1
舌乳頭が認識可能な薄い舌苔

スコア 2
舌乳頭が認識不可能な厚い舌苔

$$舌苔インデックス (TCI) = \frac{スコアの合計(0〜18点)：}{18} \times 100 = \underline{\qquad} \%$$

図 3-10　Tongue Coating Index（TCI）

TCI は舌背表面を 9 区画に分け，各区画の舌苔付着度を「0：舌苔なし」「1：薄い舌苔」「2：厚い舌苔」の 3 段階でスコア化し，合計スコアが 9 点以上（TCI が 50％以上）だと口腔衛生不良に該当します。

〔Shimizu T, Ueda T, Sakurai K. New method for evaluation of tongue-coating status. J Oral Rehabil 34(6)：442-447, 2007〕

口腔機能の評価

口唇・舌機能の評価

「ウー」「イー」と発音させ，口唇の可動域や動きの速さを評価します。頬をふくまらせたときに口唇から呼気がもれないかを確認し，頬の張りの強さを触診することで，口唇がしっかりと閉じられるかを評価します。

舌の動きの評価（図 3-11）は，口を開けた状態で舌を前に出す運動，左右の運動，舌を口唇にそって 1 周ぐるりと動かす運動を観察します。舌の先端が下唇を越えない場合は，舌の筋力低下や可動域の制限があります。

舌の筋力の評価は，舌圧子や指で舌を押さえた際に押し返す力があるかをみます。定量的な指標として舌圧測定器を使用する方法があり，舌圧が 30 kPa 未満の場合は舌機能の低下を疑います。

オーラルディアドコキネシス

会話をしたり，食事中に口の中で食べ物をまとめたり，歯の上にのせる際には，口唇や舌を素早くかつ器用に動かす必要があります。器用に動かす能力を専門的な用語で巧緻性といいます。オーラルディアドコネキシスは，口唇と舌の運動速度や巧緻性を発音によって定量的に評価する検査法です（図 3-12）。

方法は，5 秒間または 10 秒間で「パ」「タ」「カ」，それぞれの音をできるだけ早く繰り返し発音させ，1 秒あたりの発音回数を求めます。発音回数は専用の機器（図 3-13）を使用するか，スマートフォンのアプリ，ペンで点を打つ方法（ペン打ち法）などで数えます。

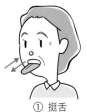 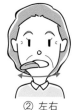 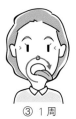 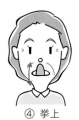

① 挺舌 　　② 左右 　　③ 1周 　　④ 挙上

図 3-11　舌運動の評価

① 挺舌：舌が下唇を越えるか，左右への偏位がないかを評価します。
② 左右：舌が口角を越えるか，左右差がないかを評価します。
③ 口唇にそって1周：可動域，左右差，上唇の中央まで舌が越えるかを評価します。
④ 挙上：上唇の中央まで舌が越えるかを評価します。

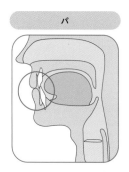 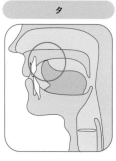 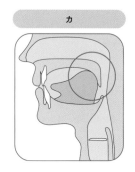

図 3-12　オーラルディアドコキネシス

「パ」は口唇，「タ」は舌の先端，「カ」は舌の後方の運動を評価します。

（日本歯科医師会：第Ⅲ部　2．口腔機能評価各論　図Ⅲ-30 オーラルディアドコキネシスによる口腔の巧緻性の評価．歯科診療所におけるオーラルフレイル対応マニュアル 2019 年版．p70 より一部改変）

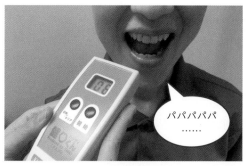

パパパパパ……

図 3-13　健口くんハンディ

1秒あたりの発音回数が本体に表示されます。

発音した回数やリズムを評価し，6回未満/秒の場合に口腔機能の低下を疑います。

咬み合わせや咀嚼の評価

咬合(上下の歯の数と咬み合わせの状態)は，咬合力や咀嚼機能に影響します。残っている

歯か，義歯を使用している場合は義歯を装着した状態で，左右の奥歯で咬み合わせることができるかを評価します。歯の本数と咬合力には相関があり，残っている歯が20本以下の場合は咬合力が低下しているとみなします。

　普段の食事の様子から咬合力や咀嚼機能を推測することもできます。繊維質の食品や肉が咬みきれない，咬みづらい食品を残している場合などは，咬合力の低下が疑われます。また，歯応えのあるせんべいやスナック菓子を食べたときの下顎の動きを観察してみましょう。咀嚼時，下顎は上下方向にもぐもぐと動くだけでなく，同時に左右方向にも動き奥歯で食べ物をすりつぶします。上下方向のみの単一な下顎の運動は，食べ物を上顎と舌で押し潰したり，喉に食べ物を送り込むときにみられる動きです。そのため，左右への動きがみられない場合はよく咀嚼できていない可能性が考えられます[3]。

義歯の評価

　高齢者はう蝕や歯周病により歯が欠損し，義歯を装着する場合が多いです。義歯の状態も口腔衛生や口腔機能に影響するため，観察すべき重要なポイントです。義歯に食渣が貼りついて残っていないか，歯垢(プラーク)や歯石が付いてないか，ひび割れたり欠けたりしているところがないか，適合状態，痛みの有無について評価します。義歯を持ってはいるが使用していないこともあるため，その場合はいつから装着していないかを聴取します。義歯の修理・調整・新製の必要性の判断が難しい場合は歯科専門職に評価を依頼しましょう。

基本チェックリストの口腔機能に関連する項目

　基本チェックリストは地域包括支援センターなどで活用され，日常生活活動(ADL)，運動器の機能，低栄養状態かどうか，口腔機能，閉じこもりの状態，うつ傾向などの項目について「はい」「いいえ」で回答し，介護予防・生活支援サービス事業利用の適否を判断する際に活用します。口腔機能についての項目は3項目あります(表3-7)。このうち2項目が該当すると口腔機能の低下が疑われます。

認定調査票の嚥下，食事摂取，口腔清潔の3項目[4]

　要介護・要支援の認定調査では，調査員が本人もしくは介護者から身体機能・起居動作，生活機能，認知機能，精神・行動障害，社会生活への適応，特別な医療について聞き取り，判定に用いる調査票をまとめます。口腔に関する項目は，嚥下，食事摂取，口腔清潔の3つです(表3-8)。「嚥下」は，食物を経口から飲み込む能力を指し，認定調査票では咀嚼機能や口腔へ食事を運ぶ行為の評価は含まれません。「食事摂取」は，食事を食器から口に入れるまでの行為の評価です。「口腔清潔」は，歯磨きや義歯清掃ができるかを評価します。これらの項目では介助が行われているか，またその場合はどの程度介助が行われているかを評価します。

表 3-7　基本チェックリストの口腔機能に関連する項目

基本チェックリスト		
No.	項目	回答
13	半年前に比べて固いものが食べにくくなりましたか	1. はい　2. いいえ
14	お茶や汁物等でむせることがありますか	1. はい　2. いいえ
15	口の渇きが気になりますか	1. はい　2. いいえ

表 3-8　認定調査票の口腔に関する項目

認定調査票	
嚥下について	1. できる　　　　　2. 見守り等　　　3. できない
食事摂取について	1. 介助されていない　2. 見守り等　　　3. 一部介助　　　4. 全介助
口腔清潔について	1. 介助されていない　2. 一部介助　　　3. 全介助

BDR 指標（口腔清掃の自立）

　BDR 指標は要介護高齢者の口腔清掃の自立度判定基準であり，歯磨き（Brushing），義歯装着（Denture wearing），うがい（Mouth rinsing）の 3 項目を「自立」「一部介助」「全介助」の 3 段階で評価します．BDR 指標は高齢者の口腔清掃自立度をみるだけではなく，口腔ケア実施度の目安ともなり，口腔ケアの指導や支援に役立ちます．

文献
1）松尾浩一郎，中川量晴：口腔アセスメントシート Oral Health Assessment Tool 日本語版（OHAT-J）の作成と信頼性，妥当性の検討．障害者歯科 37（1）：1-7, 2016
2）Shimizu T, Ueda T, Sakurai K：New Method for Evaluation of Tongue-Coating Status. J Oral Rehabil 34（6）：442-447, 2007
3）Tagashira I, Tohara H, Wakasugi Y, et al：A new evaluation of masticatory ability in patients with dysphagia：The Saku-Saku Test. Arch Gerontol Geriatr 74：106-111, 2018
4）厚生労働省：認定調査票
https://www.mhlw.go.jp/file/05-Shingikai-11901000-Koyoukintoujidoukateikyoku-Soumuka/0000126242.pdf（アクセス：2024. 5. 31）

食べる機能の評価

食べる機能の重要性

▌高齢者における食べる機能の重要性

　食べる行為は，人間にとって基本的な**日常生活活動**(**ADL**)の１つであり，特に高齢者にとっては健康維持や**生活の質**(**QOL**)に直結する重要な要素です。食事は単に栄養摂取の手段であるだけでなく，味覚を楽しむ文化的側面や社交場としての役割も果たします。このように食べる行為は，生物学的，心理学的，そして社会的な側面すべてに影響を与える多面的な機能です。高齢者が自力で食事をとることができると，その QOL は高まり，自立した生活が可能となります。反対に食べる機能が低下すると，それが高齢者の健康に多大な影響を与え，日常生活においても多くの制約を生じさせます。

▌摂食嚥下障害のリスクとその影響

　摂食嚥下とは，食べ物や飲み物などを見て，口に入れ，胃まで運ぶ一連の動作のことをいいます。この嚥下がうまくいかないと，「**摂食嚥下障害**」という症状が出てきます。この問題は特に高齢者に多く，年齢が上がるほどリスクも高まります。摂食嚥下障害の影響はいろいろあります。まず，「**誤嚥**」という問題があります。これは食べ物や飲み物が誤って気管に入ってしまうことで，肺炎を引き起こす可能性があります。食事や摂食嚥下障害に関連する肺炎を**誤嚥性肺炎**と呼びます。

　次に，摂食が困難だと食事の量が減ってしまい，栄養不足になる可能性が高くなります。さらに，摂食の問題があると食事が楽しくなくなってしまい，QOL が低下することもあります。これが心に重くのしかかり，孤独を感じる原因にもなりえます。

　このように，食べることや嚥下は高齢者の生活にとって非常に大切な部分です。しっかりと評価して適切なケアを行えば，高齢者も健康で，生活が豊かになる基盤を築くことができます。

食べる機能の評価手法

▌客観的評価

　客観的評価は，科学的な機器や専門の技術を用いて摂食嚥下機能を評価します(表

表 3-9 **客観的評価**

検査方法	説明
嚥下造影検査	● X 線画像を用いて，嚥下の過程を詳細に観察する ● 食物や液体の流れ，筋肉の動きなどが詳細に分析される
嚥下内視鏡検査	● 内視鏡を用いて咽頭部や食道の内部を直接観察する ● 食物や液体がどのように動いているか，嚥下時の咽頭や食道の形状変化を確認できる
反復唾液嚥下テスト	● 対象者に唾液を何回か続けて飲み込むように指示する ● 飲み込む動作が正常に行われているか，何らかの問題が起こっているかを大まかにチェックする方法
改訂水飲みテスト	● 対象者に約 3 mL の水を飲むように指示する ● そのときに，咳が出たり，声の調子が変わったりするかどうかを観察する
フードテスト	● ティースプーン 1 杯（約 4 g）のプリンを嚥下させ，嚥下後に口腔内を観察し，残留の有無，位置，量を確認する
咳テスト	● 咳をするように指示する ● 咳の強さや形が正常かどうかを観察し，気道の保護機構が正常に働いているかを評価する
超音波	● 超音波を用いて，喉や食道の筋肉の動きを観察する ● 非侵襲的であるため，リスクが少ない
筋電図	● 嚥下にかかわる筋肉の電気活動を測定することで，筋肉の動きや張力を評価する
舌圧検査	● 舌の力を測定することで，嚥下機能に関する評価ができる

それぞれの検査方法は，嚥下の過程や関連する筋肉，器官の動きを評価するために用います。検査は X 線画像，内視鏡，超音波，筋電図など，多くの方法を用いて行われます。非侵襲的でリスクが少ないものもあります。また，一部のテストは症状を大まかに評価するものです。

3-9）。嚥下に関する検査は多岐にわたり，それぞれ特定の目的や特性を持っています。客観的な検査としては，**嚥下造影検査**（videofluoroscopic examination of swallowing；VF）（図 3-14）や**嚥下内視鏡検査**（videoendoscopic examination of swallowing；VE）（図 3-15）があり，これらは主に X 線画像や内視鏡を用いて咽頭や食道の動きを詳細に観察します。一方で，**反復唾液嚥下テスト**（図 3-16）[1]，**改訂水飲みテスト**（表 3-10）[2]，**フードテスト**[1]（表 3-11）は，飲み込む動作が正常に行われているかをより簡便に確認するための方法です。また，**咳テスト**[3]は気道の保護機構が正常に働いているかを評価します。超音波検査は非侵襲的な方法で喉や食道の筋肉の動きを観察できるため，リスクが少ないとされています。筋電図では，嚥下にかかわる筋肉の電気活動を測定し，**舌圧検査**では舌の力を測定することで，嚥下機能に関する詳細な評価が可能です。

　これらの検査は，摂食嚥下障害の診断や治療方針の決定，病状の進行度を評価するうえで非常に有用です。それぞれの検査が持つ特性や限界を理解し，適切な検査を選択することが重要です。

▌主観的評価（質問紙，面接，観察）

　嚥下障害や関連する問題に対する評価は，客観的な検査だけではなく，主観的な評価も非常に重要です。主観的評価は，対象者自身やその家族，介護者，専門家といった関

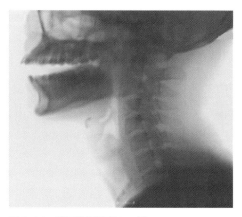

図 3-14　嚥下造影検査の一例

嚥下造影検査は，喉や食道がどのように動いているかを見るための検査です。主に食べ物や飲み物を飲み込む際の問題，つまり嚥下障害を調べるために行われます。具体的には，特定の食べ物や飲み物（通常はバリウムが含まれています）を飲んで，X線でその動きを見ます。バリウムはX線でよく見えるので，どのように物が喉を通って食道に入っていくのかを詳しく調べられます。

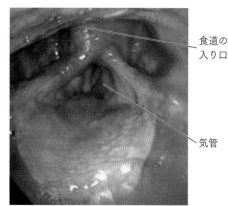

食道の入り口

気管

図 3-15　嚥下内視鏡所見の一例

嚥下内視鏡検査は，飲み込むときに問題がある人，たとえば食べ物が詰まる感じがする，痛みがある，声がおかしいと感じるなどの症状がある人に行われます。

具体的な方法としては，医師が軟らかい管（これを「内視鏡」と呼びます）を鼻から通して喉に向かって進めていきます。この管の先には小さなカメラがついていて，その映像が画面に映し出されます。それを見ながら，医師は喉や食道の中の状態をチェックします。対象者自身に少量の食べ物や飲み物を飲んでもらうこともでき，そのときの嚥下の様子をカメラで確認します。これにより，どの部分で問題が起こっているか，またその原因は何かを詳しく調べることができます。

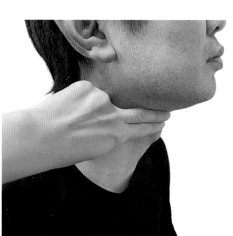

図 3-16　反復唾液嚥下テスト

30 秒間に 3 回以上，唾液を嚥下できるかどうかを調べます。まず，対象者に唾液を 30 秒間続けて飲み込むように指示します。2 回以下の場合，問題ありと判定します。

指の腹で対象者の喉に軽く触れます。30 秒間で何回飲み込む動作（空嚥下）ができるかを数えます。飲み込むとき，喉仏は上に動いて，その後，もとの位置に戻ります。この戻る動作を 1 回の飲み込みとみなします。

〔小口和代，才藤栄一，馬場　尊，ほか：機能的嚥下障害スクリーニングテスト「反復唾液嚥下テスト」(the Repetitive Saliva Swallowing Test：RSST)の検討(2)妥当性の検討．リハ医 37(6)：383-388, 2000 を基に図説作成〕

表 3-10　改訂水飲みテスト（Modified Water Swallowing Test；MWST）

評価点	状態
1	嚥下なし，むせる and/or 呼吸切迫
2	嚥下あり，呼吸切迫
3	嚥下あり，呼吸良好，むせる and/or 湿性嗄声
4	嚥下あり，呼吸良好，むせなし
5	4 に加え，反復嚥下が 30 秒以内に 2 回可能

冷水 3 mL を口の底に注いで，飲むように指示します。最も悪い結果で評価します。評価ができなかった場合や，テスト時の体位も記録します。とろみ水を用いる場合は，とろみの程度を「日本摂食・嚥下リハビリテーション学会嚥下調整食分類 2013」を参考に明記します。4 点以下の評価が出た場合，飲み込みに問題がある可能性が高いとされます。詳しい診断や治療には医師の指導が必要です。

〔才藤栄一（主任研究者）：平成 11 年度厚生科学研究費補助金研究報告書．摂食・嚥下障害の治療・対応に関する総合的研究．p13, 2000／戸原　玄，才藤栄一，馬場　尊，ほか：Videofluorography を用いない摂食・嚥下障害評価フローチャート．日摂食嚥下リハ会誌 6(2)：196-206, 2002 より改変〕

表 3-11　フードテスト（Food Test；FT）

評価基準	詳細
1	嚥下なし，むせる and/or 呼吸切迫
2	嚥下あり，呼吸切迫
3	嚥下あり，呼吸良好，むせる and/or 湿性嗄声，口腔内残留中等度
4	嚥下あり，呼吸良好，むせなし，口腔内残留ほぼなし
5	4 に加え，反復嚥下が 30 秒以内に 2 回可能

診断精度：カットオフ値を 4 点とした場合，摂食嚥下障害者においてフードテストが嚥下造影検査(VF)で確認された誤嚥を高精度に検出すると報告されています。
〔才藤栄一（主任研究者）：平成 11 年度厚生科学研究費補助金研究報告書．摂食・嚥下障害の治療・対応に関する総合的研究．p13, 2000／戸原　玄，才藤栄一，馬場　尊，ほか：Videofluo-rorography を用いない摂食・嚥下障害評価フローチャート．日摂食嚥下リハ会誌 6(2)：196-206, 2002 より改変〕

係者の観察や聴取に基づいて行います。このような評価には主に**質問紙，面接，観察**があります。

　質問紙では，**Eating Assessment Tool-10**（EAT-10）[4]（図 3-17）や**聖隷式嚥下質問紙**（図 3-18）[5, 6]などが用いられ，対象者や家族からの自報によって，嚥下困難の程度や頻度，過去の肺炎の有無，栄養状態などを詳しく把握します。面接では，専門家が直接対象者から嚥下に関する問題や症状を聞き取ることで，より深い理解を得られます。観察では，食事の状況や咳の有無，食物がこぼれやすいかどうかなど，日常生活での食事の様子を評価します。

　これらの主観的な評価方法は，対象者の日常生活での実際の状態を理解し，適切なケアプランを立てるうえで欠かせない手段です。それぞれの方法が持つ特性を理解し，状況に応じて適切な評価を行うことが大切です。

食べる機能の問題点とその評価

筋力低下による嚥下障害

　筋力低下が原因で発生する嚥下障害は，主に高齢者に多くみられます（表 3-12）。評価手法としては**筋電図，超音波，舌**などの筋力を測定する方法があります。嚥下造影検査や嚥下内視鏡検査で実際の嚥下運動を確認することによっても，筋力低下が起こっているか否かをある程度評価することができます。

　また，筋力低下が生じると口唇や舌の動きが不十分になるため，咳や窒息のリスクが高くなることもあります。さらに，誤嚥や食物・液体の逆流が起こりやすい状況が生まれます。食事時間が延長しやすい傾向にあるので，その点にも注意が必要です。

疾患や認知機能低下による摂食嚥下障害

　脳血管障害や神経筋疾患などでは，**反射的な嚥下**（嚥下反射）が遅れやすくなります。反射的な嚥下とはいわゆる「ごくり」と飲み込む機能のことです。もちろん筋力低下などを合併していることや疾患の特徴によっては筋力低下も併発していることが多いので，

EAT-10（イート・テン）
嚥下スクリーニングツール

Nestlé
Nutrition Institute

| 氏名: | 性別: | 年齢: | 日付: | 年 | 月 | 日 |

目的

EAT-10は、嚥下の機能を測るためのものです。
気になる症状や治療についてはかかりつけ医にご相談ください。

A. 指示

各質問で、あてはまる点数を四角の中に記入してください。
問い：以下の問題について、あなたはどの程度経験されていますか？

質問1：飲み込みの問題が原因で、体重が減少した
0＝問題なし
1
2
3
4＝ひどく問題

質問6：飲み込むことが苦痛だ
0＝問題なし
1
2
3
4＝ひどく問題

質問2：飲み込みの問題が外食に行くための障害になっている
0＝問題なし
1
2
3
4＝ひどく問題

質問7：食べる喜びが飲み込みによって影響を受けている
0＝問題なし
1
2
3
4＝ひどく問題

質問3：液体を飲み込む時に、余分な努力が必要だ
0＝問題なし
1
2
3
4＝ひどく問題

質問8：飲み込む時に食べ物がのどに引っかかる
0＝問題なし
1
2
3
4＝ひどく問題

質問4：固形物を飲み込む時に、余分な努力が必要だ
0＝問題なし
1
2
3
4＝ひどく問題

質問9：食べる時に咳が出る
0＝問題なし
1
2
3
4＝ひどく問題

質問5：錠剤を飲み込む時に、余分な努力が必要だ
0＝問題なし
1
2
3
4＝ひどく問題

質問10：飲み込むことはストレスが多い
0＝問題なし
1
2
3
4＝ひどく問題

B. 採点

上記の点数を足して、合計点数を四角の中に記入してください。　　　合計点数（最大40点）

C. 次にすべきこと

EAT-10の合計点数が3点以上の場合、嚥下の効率や安全性について専門医に相談することをお勧めします。

図 3-17　**Eating Assessment Tool-10（EAT-10）**

文献 EAT-10 の妥当性と信頼性は検証されています。Belafsky PC, Mouadeb DA, Rees CJ, Pryor JC, Postma GN, Allen J, Leonard RJ. Validity and Reliability of the Eating Assessment Tool（EAT-10）. Annals of Otology Rhinology & Laryngology 2008；117(12)：919-924.

嚥下に関する問題を評価するための質問票です。通常 10 項目からなり，食べるときや飲むときに感じる困難や不快感について評価します。各項目についてどれだけ困っているかを点数で示します。通常 0～4 までの点数がつけられ，高い点数ほど嚥下に問題がある可能性が高いとされます。
EAT-10 は，医師や言語聴覚士などが，嚥下障害の治療の方向性を決める際の参考の 1 つとします。このスコアだけで病気を診断するわけではありませんが，嚥下に関する問題があるかどうかを速やかに評価する手がかりとなることが多いです。もしスコアが高ければ，さらに詳しい検査（たとえば嚥下造影検査や嚥下内視鏡検査など）を行う可能性が高くなります。

質問紙　スコア評価式

氏名						年　月　日
年齢	歳	身長	cm	体重		kg
回答者	本人　・　配偶者　・　（					）

あなたの嚥下（飲み込み、食べ物を口から食べて胃まで運ぶこと）の状態について評価します。
以下の質問について、ここ2、3年から最近の状態で該当する項目（A、B、C）にチェック（☑）してください。

	A（4点）	B（1点）	C（0点）
1. 肺炎と診断されたことがありますか？	□ 繰り返す	□ 一度だけ	□ な　し
2. やせてきましたか？	□ 明らかに	□ わずかに	□ な　し
3. 物が飲み込みにくいと感じることがありますか？	□ しばしば	□ ときどき	□ な　し
4. 食事中にむせることがありますか？	□ しばしば	□ ときどき	□ な　し
5. お茶を飲むときにむせることがありますか？	□ しばしば	□ ときどき	□ な　し
6. 食事中や食後、それ以外の時にものどがゴロゴロ（痰がからんだ感じ）することがありますか？	□ しばしば	□ ときどき	□ な　し
7. のどに食べ物が残る感じがすることがありますか？	□ しばしば	□ ときどき	□ な　し
8. 食べるのが遅くなりましたか？	□ たいへん	□ わずかに	□ な　し
9. 硬いものが食べにくくなりましたか？	□ たいへん	□ わずかに	□ な　し
10. 口から食べ物がこぼれることがありますか？	□ しばしば	□ ときどき	□ な　し
11. 口の中に食べ物が残ることがありますか？	□ しばしば	□ ときどき	□ な　し
12. 食物や酸っぱい液が胃からのどに戻ってくることがありますか？	□ しばしば	□ ときどき	□ な　し
13. 胸に食べ物が残ったり、つまった感じがすることがありますか？	□ しばしば	□ ときどき	□ な　し
14. 夜、咳で眠れなかったり、目覚めることがありますか？	□ しばしば	□ ときどき	□ な　し
15. 声がかすれてきましたか？（がらがら声、かすれ声など）	□ たいへん	□ わずかに	□ な　し
計算方法（Aの数×4点）+（Bの数×1点）+（Cの数×0点）	＿＿個×4 ＝ ＿＿点	＿＿個×1 ＝ ＿＿点	＿＿個×0 ＝ 0点
合計（A+B+C）			点

結果（点数）	評価
8点以上	摂食嚥下障害の疑いがあります。医師や歯科医師に相談してください。
4点以上	オーラルフレイルの疑いがあります。かかりつけ医に相談しましょう。

図 3-18　聖隷式嚥下質問紙

聖隷式嚥下質問紙は，日本でつくられた食べると飲むことに関する問題をチェックするための質問票です。15個の質問に対して，対象者自身またはその家族が「しばしば」「ときどき」「なし」の3つから1つを選んで評価します。評価の基準として，15個の質問の中で「しばしば」を選んだものが1つでもあれば，食べたり飲んだりするのに問題があるかもしれないと考えられます。
〔質問紙の出典　中野雅徳，藤島一郎，大熊るり，ほか：スコア化による聖隷式嚥下質問紙評価法の検討．日摂食嚥下リハ会誌 24（3）：240-246, 2020〕
〔図説の出典　日本摂食嚥下リハビリテーション学会　医療検討委員会：摂食嚥下障害の評価 2019．pp24-25．https://www.jsdr.or.jp/wp-content/uploads/file/doc/assessment2019-announce.pdf を一部改変〕

一概に嚥下反射のみが遅れているわけではないので，詳細な評価が必要です。

　また，認知機能の低下は食事時間が延長したり，異食（食べ物以外を食べてしまう）などの原因になります（表3-12）。認知機能のテスト〔例：Mini-Mental State Examination（MMSE），Montreal Cognitive Assessment（MoCA）など〕を行ったうえで状況に応じて対応する必要があります。質問紙（例：EAT-10，図3-17），観察，面接などをして食事の評価を実施します。認知機能低下による嚥下障害は，食物を嚥下するタイミングが乱れがちであり，嚥下反射が遅れることもあります。それらの影響によって誤嚥のリスクが高まることにつながります。さらに，食事時の注意力が低下している場合もあるので，誤嚥のリスクが

表 3-12　摂食嚥下障害の主な種類とその特徴

摂食嚥下障害の種類	評価手法	主な特徴
筋力低下による嚥下障害	嚥下造影検査，筋電図，超音波，筋力測定	● 食事時間の低下 ● 咳や窒息のリスク上昇
感覚低下による摂食嚥下障害	嚥下造影検査，嚥下内視鏡検査，咳テスト	● 嚥下の遅延 ● 食物や液体を認識する機能の低下 ● 誤嚥リスク上昇
認知機能低下による摂食嚥下障害	質問紙，観察，面接，認知機能テスト	● 嚥下タイミングの乱れ ● 誤嚥リスク上昇
麻痺による摂食嚥下障害	嚥下造影検査，嚥下内視鏡検査，発声発語器官の運動の評価，発音(構音)および声の評価	● 誤嚥や肺炎のリスク上昇 ● 嚥下タイミング乱れ ● 食事時間の低下 ● 咳や窒息のリスク上昇

高まります。注意散漫にならないように環境を調整することも重要です。

　さらに，脳血管障害などに伴う麻痺の影響を受けることもあります。顔面，舌，咽頭，声帯など，さまざまな箇所が動きにくくなることによって，摂食嚥下障害が引き起こされることがあります。身体のどの部分が麻痺しているかを確認し，麻痺によってどのような影響が生じているかを理解しておく必要があります。たとえば，顔面が麻痺していると，口から食べ物がこぼれやすい状態にあるかもしれませんし，舌が麻痺していると咀嚼などの機能に問題があるかもしれません。また，顔面，舌，咽頭，声帯などに麻痺があると食事が咽頭に残留しやすくなり，誤嚥しやすくなることも考えられますし，反射的な嚥下にも悪影響を及ぼすかもしれません。麻痺の影響について配慮し，摂食嚥下に対する介入を行うことが重要になります。そのためには，発声発語器官の動き方を評価し，発音(構音)や声の評価を行う必要があります。

在宅介護と施設介護での嚥下機能評価の違い

　在宅介護と施設介護では，嚥下の評価方法が異なります。

　在宅介護の場合，評価は通常，日常生活の中で行われます。これには**主観的評価**(例：質問紙，面接，観察)が多く用いられます。特に観察は，食事の摂取状況，食事時間，咳や窒息の有無などを確認します。一方で，**客観的評価手法**(嚥下造影検査，嚥下内視鏡検査，筋電図，超音波，舌圧検査など)は，専門の医療施設での評価が必要とされる場合が多いです。訪問診療も活発になりつつあるため，在宅介護の食べる機能の支援はますます発展していくことが期待されています。

　施設介護の場合，専門的な設備と職員という環境面が在宅介護よりは整っていますので，客観的評価の一部が実施できることも多いと思います。しかし，嚥下造影検査や嚥下内視鏡検査を実施するのは医療機関になることが多いので，専門機関と連携して食べる機能を評価することが重要になると思います。

　上記のように，在宅介護と施設介護では，嚥下機能評価の手法やアプローチが異なり

表 3-13　評価結果に基づく具体的な対応

対策項目	具体的な手段
食事改善	食材，形状・サイズ，食事の速度
リハビリテーション	嚥下の遅れの改善，嚥下筋の強化，嚥下テクニックの改善，食事の姿勢調整
補助具の使用	スプーン・フォーク，ストロー
薬物療法	筋力向上薬，粘稠度調整剤

ます。在宅介護では，家族や主治医，地域の医療機関との連携が重要です。一方で，施設介護では多職種の専門家(医師，看護師，介護福祉士，言語聴覚士，理学療法士，管理栄養士など)と連携し，より総合的な評価と介入が可能となります。

評価結果に基づく対策と治療

　食事の評価を行った後に具体的な対応を検討します(表3-13)。食事そのものを調整するのは基本的かつ重要な取り組みです。食事そのものを変更することは，さまざまな要因を考慮する必要があります。たとえば，食材をより嚥下しやすい形に工夫することが考えられます。**軟らかい食材，ペースト状の食品，ゼリーなど**は，嚥下反射が遅れる場合や，筋力が低下している高齢者にとって有用です。また，食事のペースを調整することで，無理なく食事を摂取できるようになります。しかし，食事の形態調整は加水分解によってエネルギーが通常より低くなってしまうので，栄養面に対するモニタリングが重要になります。

　嚥下のリハビリテーションは，嚥下の遅れの改善，筋力向上，嚥下のテクニックの向上などに取り組みます。特に言語聴覚士や摂食嚥下障害看護認定看護師などの専門家による指導が有用です。嚥下筋の強化を目的としたエクササイズや，嚥下の際の適切な口腔動作についてのトレーニングが含まれます。また，理学療法士などによって行われる全身に対する運動療法も併用すると，より効果的と考えられています。

　補助具もまた，高齢者がより楽に食事をとるために役立ちます。例としては，持ち手が太いスプーンやフォーク，または高齢者が自力で飲み物を摂取するのを助ける特殊なストローがあります。これらの補助具は，一般的な食事動作が困難な場合に有用です。食事動作が困難な場合には，作業療法士などの専門家に相談するとよいと思います。

　一部の高齢者には，精神神経系に作用する薬，口が乾く薬，味覚異常が生じる薬，咳を抑える薬，筋力に影響する薬などもあります。このようなケースでは，医師や薬剤師と密に連携し，その他の治療との相互作用や副作用に注意を払う必要があります。また，飲み物の粘稠度を調整することで，誤嚥を防ぐ場合もあります。これには，専用の増粘剤を使用することが多いです。

文献

1) 小口和代，才藤栄一，馬場　尊，ほか：機能的嚥下障害スクリーニングテスト「反復唾液嚥下テスト」(the Repetitive Saliva Swallowing Test：RSST)の検討(2)妥当性の検討．リハ医 37(6)：383-388, 2000
2) 戸原　玄，才藤栄一，馬場　尊，ほか：Videofluorography を用いない摂食・嚥下障害評価フローチャート．日摂食嚥下リハ会誌 6(2)：196-206, 2002
3) 若杉葉子，戸原　玄，中根綾子，ほか：不顕性誤嚥のスクリーニング検査における咳テストの有用性に関する検討．日摂食嚥下リハ会誌 12(2)：109-117, 2008
4) 若林秀隆，栢下　淳：摂食嚥下障害スクリーニング質問紙票 EAT-10 の日本語版作成と信頼性・妥当性の検証．静脈経腸栄養 29(3)：871-876, 2014
5) 大熊るり，藤島一郎，小島千枝子，ほか：摂食・嚥下障害スクリーニングのための質問紙の開発．日摂食嚥下リハ会誌 6(1)：3-8, 2002
6) 中野雅徳，藤島一郎，大熊るり，ほか：スコア化による聖隷式嚥下質問紙評価法の検討．日摂食嚥下リハ会誌 24(3)：240-246, 2020

認知機能の評価

認知機能とは

　認知とは総合的な知的機能を指し，判断・計算・理解・学習・思考・言語などのさまざまな要素を含みます。一般的に用いられる「認知」という言葉は，機能の内容によって，知能，記憶，行為，情動，遂行機能，視覚認知機能，注意機能，言語機能などに分類されます。それぞれの機能には，その機能を担う，または関連すると考えられている脳の領域があり，道に迷ったり，風景がわからなくなるなどの地誌的障害や計算障害など，ある程度の局在が確認されているものと，記憶機能や言語機能，注意機能など，脳内の広い領域がネットワークを結び関与していると考えられるものがあります。

認知機能の階層性と評価の注意点

　対象者がうまく行動できない際に，どうしてそのような行動の問題が起こるのかを考えるヒントとなるのが認知機能評価です。下位の機能の上に上位の機能が成り立っていると考えられるため，解釈の際には認知機能の階層性[1]（図3-19）の理解が必要です。下位の機能の障害が強い場合，それより上位の機能を詳細に評価することは困難です。このため，**認知機能の評価を行う際には，階層の低い機能から順に確認する**ことを心がけましょう。

　具体的には，認知機能の評価の際には，まず，意識レベル（覚醒の状態）や注意機能を評価します。私たちの認知機能は意識レベルや注意機能によって容易に左右されます。健常な人でも，たとえば眠気が強く集中力が落ちているときには，会話の内容を覚えていない，計算を間違えるなどということはよくあることです。このようなときに安易に記憶障害，計算障害と判定してしまうと，障害の質や程度を見誤ることになります。このため，認知機能評価を行う前には必ず意識状態を確認するようにしましょう。

　また，意識レベルがクリアだとしても，多くの評価の結果は，神経症状や言語機能，視覚性の注意機能に左右されます。このため評価を行う前段階として，まず，視覚や聴覚，運動などに大きな問題がなく，検査がしっかりと実施できる身体状況にあることを確認します。もし，それらに問題がある場合は検査結果の解釈に注意しましょう。また，視覚性検査を除く全般的な認知機能検査の多くは，言語表出や理解が正しくできる

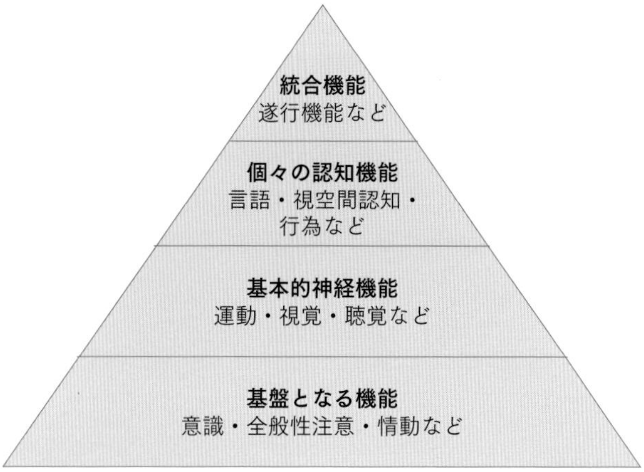

図 3-19　認知機能の階層性
〔鈴木匡子：やさしい高次脳機能の診かた．神経心理学 32(3)：225, 2016 を一部改変〕

表 3-14　ジャパン・コーマ・スケール（Japan Coma Scale；JCS）

0．意識清明
Ⅰ．覚醒している
1. 大体意識清明だが今ひとつはっきりしない
2. 見当識障害がある
3. 自分の名前，生年月日が言えない
Ⅱ．刺激すると覚醒する
10. 普通のよびかけで容易に開眼する
20. 大きな声または体を揺さぶることにより開眼する
30. 痛み刺激を加えつつ呼びかけを繰り返すと辛うじて開眼する
Ⅲ．刺激しても覚醒しない
100. 痛み刺激に対して，払いのけるような動作をする
200. 痛み刺激で少し手足を動かしたり顔をしかめる
300. 痛み刺激にまったく反応しない

ことを前提につくられています。言語機能の問題で質問にうまく答えられなかったり，質問の内容が理解できなかったり，あるいは，視覚認知機能に問題があり図版を正しく見ることができなかったりする場合には，検査の成績が，見かけ上，低下します。このため，認知機能評価を行う前には，言語機能や視覚性の注意機能を評価し，その結果を交えて，評価結果を解釈する必要があります。

具体的な認知機能評価

意識レベル

① ジャパン・コーマ・スケール（Japan Coma Scale；JCS）

　JCS は日本で用いられている覚醒レベルの評価方法で，質問に対する答え方と開眼の様子，刺激に対する反応によって覚醒の程度の分類を行います（表 3-14）。3-3-9 度方式

とも呼ばれるこの評価方法では，結果を JCS I-2，III-100 などと表し，桁数と数値が大きくなるほど意識障害が重いことを示します。認知機能の評価を行ってもよいと考えられる覚醒状態は，基本的に JCS が 1 桁の場合となります。

② グラスゴー・コーマ・スケール(Glasgow Coma Scale；GCS)

GCS は開眼を 4 段階(1～4 点)，言語反応を 5 段階(1～5 点)，運動反応を 5 段階(1～6 点)とする 3 つの項目について評価します。E4V5M6，E3V2M4 などと表し，数値を足して点数化し，15 点満点で 15 点は正常，最低点(3 点)では深昏睡となります。認知機能検査を実施するためには，安定して開眼しており(E4)，しっかり会話できる状態(V4)以上が望ましいです。

▌全般的な認知機能検査

全般的な認知機能検査として，精神状態短時間検査 改訂日本版(MMSE-J)と改訂長谷川式簡易知能評価(HDS-R)，および日本語版 MoCA(MoCA-J)などがよく用いられます。

① 精神状態短時間検査 改訂日本版(Mini-Mental State Examination-Japanese；MMSE-J)

MMSE-J は時と場所に関する見当識，記銘，注意と計算，再生，呼称，復唱，理解，読字，書字，描画の 11 カテゴリーから構成されています[2]。短時間で実施でき，認知機能をごく簡単に確認することができますが，言語の要素が強く，言語機能が低下すると成績が低下するので注意しましょう。MMSE-J を認知症のスクリーニングとして用いた場合には，総得点が 23 点以下なら軽度認知症，24 点以上 27 点以下ならば軽度認知障害(mild cognitive impairment；MCI)，28 点以上ならば健常として簡易的にみなすことができるとされています[2]。

② 改訂長谷川式簡易知能評価(Hasegawa's Dementia Scale-Revised version；HDS-R)

HDS-R も同様に，年齢，日付に関する見当識，場所に関する見当識，言葉の記銘，計算，逆唱，言葉の遅延再生，物品再生，言語流暢性の 9 項目からなり，30 点満点で構成されています。HDS-R では 20 点以下の場合に認知症の可能性が高いとされています。ただし，MMSE-J も HDS-R もあくまでもスクリーニングであるため，これらの検査のみをもって安易に認知症などと診断しないよう，十分に注意してください。

③ 日本語版 MoCA(Japanese version of Montreal Cognitive Assessment；MoCA-J)

MoCA-J は，記憶，言語，実行機能，ワーキングメモリ(注意機能)，視空間認知，概念的思考，見当識などを含む 9 項目からなり，30 点満点で構成されています。視空間・遂行機能に関する項目が多く含まれることや，言語性記憶に対する配点が高いことが MMSE-J との違いです。MMSE-J に比べやや難しく，主には軽度認知障害(MCI)の評価に用いられ，カットオフ値を 25/26 点に設定したところ，MCI のスクリーニングとして有効であったと報告[3]されています。

▌前頭葉機能検査

・Frontal Assessment Battery(FAB)

前頭葉機能の簡便な評価としては FAB[4]がよく用いられています。FAB は類似性の理解，語の流暢性，運動系列，葛藤指示，Go/No-Go 課題，把握行動の 6 つの下位項

目で構成され，合計 18 点満点です。10〜15 分程度で実施できますが，名前に反して前頭葉の機能のみを反映しているわけではないことに注意が必要です[5]。前頭葉以外の部位の脳損傷でも，運動や知覚の低下，また，言語機能や記憶機能の低下などがあれば，FAB の成績は低下します。このため，他の検査の成績と組み合わせて解釈することが大切です[5,6]。

▌言語・コミュニケーション評価

① 標準失語症検査（Standard Language Test of Aphasia；SLTA）

SLTA は日本で広く普及している総合的失語症検査です。言語にもさまざまな要素が含まれていますが，SLTA では「聴く」「話す」「読む」「書く」の 4 つの側面を評価でき，言語機能を総合的にとらえることが可能です（図 3-20，21）。

② 実用コミュニケーション能力検査（Communication Activities of Daily Living；CADL）

CADL では，言語機能だけでなく非言語機能を含む総合的なコミュニケーション能力を評価することができます。日常的なコミュニケーション場面を想定した評価が実施でき，言語訓練や家族・介護者にアドバイスを行う際に活かすことができます。

▌注意機能検査

・Trail Making Test 日本版（Trail Making Test-Japanese；TMT-J）

TMT-J[7]は全般的な注意，ワーキングメモリ，空間的探索，処理速度などを総合的に測定します。Part A と Part B があり，Part A は主に注意の持続と選択性注意を，Part B は Part A の機能に加え注意の配分をみることができると考えられています。年代別の所要時間判定表を収載しており，解釈しやすいのも特徴です。

▌視空間認知機能

・日本版レーヴン色彩マトリックス検査（Raven's Colored Progressive Matrices；RCPM）

視空間認知機能をみる RCPM では，言語や特別な運動能力などを必要とせずに回答をすることができ，実施が非常に簡単です。1 セット 12 点の 3 セット合計 36 点満点となっており，60 歳以上の人では 24/25 点をカットオフ値として知能低下の有無を評価できると考えられています[8]。RCPM の成績は「調理」や「服薬管理」などの日常生活活動（ADL）とも関連しており[9]，動作性 IQ や年齢，教育歴との関連も指摘されています[10]。

▌記憶機能

・日本版リバーミード行動記憶検査（The Rivermead Behavioural Memory Test；RBMT）

日常的な記憶をみる評価としてよく用いられるのは，RBMT です。数分から数か月程度の過去の記憶（近時記憶）だけでなく，将来行わねばならないことをタイミングよく思い出す記憶（展望的記憶）の課題も含まれています[11]。日常生活に類似した状況で検査が行われ，被検者や家族などにも納得されやすい検査です。

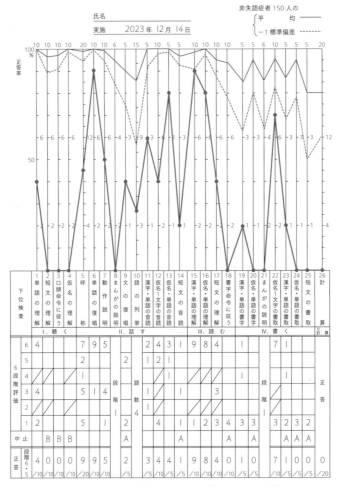

図 3-20　脳卒中による失語症者の SLTA のプロフィール例

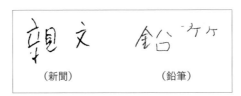

（新聞）　　　　　（鉛筆）

図 3-21　失語症者の書字の例

▌ 行為・構成機能

① 時計描画テスト（Clock Drawing Test；CDT）

　CDT は，視覚情報や空間の位置などに関する機能（視空間機能）の評価，ほかにも，認知症や神経精神疾患のスクリーニングとして用いられています。時計の絵を描くのみであるため，短時間で実施可能であり教育水準に影響されにくいとされています[12]。質的な分析を行うことで，言語理解・プランニング・視覚記憶，図形イメージの再構成，

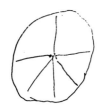 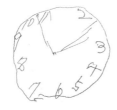 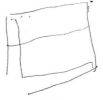 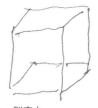

a　認知症　　　b　脳卒中
　　　　　　　　　（左半側空間無視）

図 3-22　認知症者の時計描画テストの結果例　　　図 3-23　立方体模写試験の結果例

表 3-15　認知機能評価の主な目的

- **疾病に関すること**
  認知機能の障害パターンからの鑑別診断
  重症度，進行速度の推測
  予後の推定
- **機能や能力に関すること**
  能力障害の推測
  生活障害の原因検索と対応の検討
  起こりうる生活障害の予測
- **治療に関すること**
  治療手技の選択の検討
  治療効果の判定

運動プログラムと実行・数字の知識，抽象概念（意味的な知識）なども評価できると考えられています（図 3-22）。

② 立方体模写試験（Cube Copying Test；CCT）

立方体透視図を模写させる検査法で，非言語的に視空間認知機能や構成能力を評価することができます。立方体透視図をコピーできるようになるためには 6 年以上の教育年数が必要といわれ[13]，教育歴の確認が必要です。アルツハイマー（Alzheimer）病の人の約半数はキューブを立体的に描くことができず，視覚から入った情報を脳内で再構成する機能の障害（視覚構築障害）や注意機能障害などの影響が指摘されています[13]（図 3-23）。

③ BADS 遂行機能障害症候群の行動評価　日本版（Behavioural Assessment of the Dysexecutive Syndrome；BADS）

BADS は，遂行機能障害によって生じる日常生活上の問題を予測するための評価方法です。遂行機能の 4 つの要素である「目標の設定」「プランニング」「計画の実行」「効率的な行動」などを評価しており，問題解決能力を総合的に評価することができます[14]。

本項では高齢者に行う代表的な評価方法を紹介しましたが，このほかにもさまざまな認知機能評価があります。いずれの評価も，点数を出すことだけでなく，誤りの質や内容を分析して，日常生活に生じている問題の原因を探り，解決したり治療したりするこ

とを目的として実施します(表3-15)。偏った検査のみを行って，認知症などと安易に診断することのないよう，十分に注意しながら評価を実施しましょう。

文献

1) 鈴木匡子：やさしい高次脳機能の診かた．神経心理学 32(3)：224-228, 2016
2) 杉下守弘：MMSE-J テクニカルレポート #3 MMSE-J のカットオフ値．日本文化科学社，2018
3) Nasreddine ZS, Phillips NA, Bédirian V, et al：The Montreal Cognitive Assessment, MoCA；A brief screening tool for mild cognitive impairment. J Am Geriatr Soc 53(4)：695-699, 2005
4) 高木理恵子，梶本賀義，神吉しづか，ほか：前頭葉簡易機能検査(FAB)—パーキンソン病における検討．脳と神経 54(10)：987-902, 2002
5) 前島伸一郎，種村　純，大沢愛子，ほか：高齢者に対する Frontal assessment battery(FAB)の意義．脳と神経 58(3)：207-211, 2006
6) 荒井秀典，前島伸一郎(監)，大沢愛子(編集主幹)：軽度認知障害と認知症の人および家族・介護者のためのリハビリテーションマニュアル．ライフ・サイエンス，2022
7) 日本高次脳機能障害学会：Trail Making Test 日本版：TMT-J．新興医学出版社，2019
8) 山﨑久美子，小池　敦：高齢社会と脳科学の進歩—臨床編 VI，痴呆の評価—認知機能障害の全般的評価に関する神経心理学的検査—日本版レーヴン色彩マトリックス検査．日本臨牀 61(増刊号 9)：226-229, 2003
9) 石元美知子，松長宏泰，西川亜希，ほか：痴呆老人におけるレーベン色彩マトリックス検査成績と作業活動との関係．高知リハビリテーション学院紀要 2：9-15, 2001
10) 大沢愛子，前島伸一郎，種村　純，ほか：もの忘れを有する患者における Raven's Colored Progressive Matrices と Mini-Mental State Examination．老年精医誌 17(4)：435-440, 2006
11) 數井裕光：【高齢者に対する神経心理検査バッテリーの使い方：その目的と実施・解釈の勘所】記憶　認知症診療におけるリバーミード行動記憶検査(RBMT)．老年精医誌 31(6)：597-602, 2020
12) 福居顯二(監訳)，成本　辻，北林百合之介(訳)：臨床家のための認知症スクリーニング—MMSE，時計描画検査，その他の実践的検査法．新興医学出版社，2006
13) Mori S, Osawa A, Maeshima S, et al：Possibility of using quantitative assessment with the cube copying test for evaluation of visuo-spatial function in patients with Alzheimer's disease. Prog Rehabil Med 6：20210021, 2021
14) 鹿島晴雄：BADS 遂行機能障害症候群の行動評価　日本版．新興医学出版社，2003

メンタルヘルスの評価

メンタルヘルスとは何か

　メンタルヘルスは感情や思考，行動を含む総合的な心の状態を示します(表3-16)。厚生労働省の「労働者の心の健康保持増進のための指針」[1]によると，メンタルヘルス不調とは「精神および行動の障害に分類される精神障害や自殺のみならず，ストレスや強い悩み，不安など，労働者の心身の健康，社会生活および生活の質に影響を与える可能性のある精神的および行動上の問題を幅広く含むもの」[1]と記されています。健康なメンタルヘルスを維持することは個人の幸福感や生活の質(QOL)を向上させるうえで重要です。**高齢者のメンタルヘルスを損なう原因には，老化に伴う認知機能の低下や，老年期特有の喪失体験，慢性的な不安・ストレス状態による抑うつがあります。**

不安・抑うつ

　不安や抑うつは高齢者での併存率が高いです。まずは不安や抑うつに気づくことが大切です。

　不安は心理(心配，恐怖，イライラ，焦燥)，身体(動悸，めまい，頭痛，息苦しさ，消化器症状，不眠，緊張)，認知(混乱，集中力・記憶力の減退，マイナス思考)，行動(自暴自棄，同じことを何度も聞く，過食・暴飲，必要な生活行動ができない)など，さまざまな症状が現れる症候群です[2]。不安の評価ツールには，Generalized Anxiety Disorder-7(GAD-7)があります。5～9点は軽度，10～14点は中等度，15～21点は重度と評価されます(図3-24)。

　抑うつは，気分の落ち込みと意欲の低下を中核とする症候群です。うつ病は抑うつの

表3-16　メンタルヘルスの要素

1.	感情の健康	：喜び，悲しみ，怒りなどの感情を適切に表現できる
2.	ストレス管理	：ストレスや圧力に対処できる
3.	自己肯定感	：自分自身を受け入れ，適切に自己評価できる
4.	認知機能	：思考や判断力，記憶力が適切に機能する
5.	社会的関係	：家族，友人，社会との良好な関係を維持できる
6.	心的柔軟性	：適応力や柔軟性を持ち新しい状況に適応できる

GAD-7（Generalized Anxiety Disorder -7）日本語版（2018）

この2週間，次のような問題にどのくらい頻繁に
悩まされていますか？

	全くない	数日	半分以上	ほとんど毎日
（1）緊張感，不安感または神経過敏を感じる…………	□	□	□	□
（2）心配することを止められない，または心配をコントロールできない………………	□	□	□	□
（3）いろいろなことを心配しすぎる………………	□	□	□	□
（4）くつろぐことが難しい………………	□	□	□	□
（5）じっとしていることができないほど落ち着かない…	□	□	□	□
（6）いらいらしがちであり，怒りっぽい………………	□	□	□	□
（7）何か恐ろしいことがおこるのではないかと恐れを感じる………………	□	□	□	□

あなたがいずれかの問題に一つでもチェックしているなら，それらの問題によって仕事をしたり，家事をしたり，他の人と仲良くやっていくことがどのくらい困難になっていますか？

全く困難でない	やや困難	困難	極端に困難
□	□	□	□

©kumiko.muramatsu「GAD-7 日本語版 2018 版」
無断転載・複写・複製・電子化，転送化を禁じます

図 3-24　**Generalized Anxiety Disorder-7 日本語版（2018）**

〔村松公美子：Patient Health Questionnaire（PHQ-9, PHQ-15）日本語版および Generalized Anxiety Disorder-7 日本語版 ―up to date―，新潟青陵大学大学院臨床心理学研究 第 7 号：35-39, 2014〕

表 3-17　抑うつとせん妄，認知症の違い

	認知症（アルツハイマー型）	うつ	せん妄
発症様式	潜在性（数か月～数年）	緩徐（数週間～数か月）	急性～亜急性（数時間～数日）
初発症状	記憶障害	抑うつ気分 興味・喜びの減退	意識障害，注意困難，睡眠覚醒リズム障害
経過と持続	緩徐進行性，年単位	数週～数か月	動揺，数日～数週間
覚醒水準	正常	正常	混濁，動揺性
思考内容	まとまりに欠ける	悲観的	まとまりに欠ける
幻覚	少ない	少ない	幻視が多い

〔谷向　仁：物忘れ（認知症），どうする？　小川朝生（編）：レジデント必読　病棟でのせん妄・不眠・うつ病・物忘れに対処する．p48，メジカルビュー社，2022 を一部改変〕

中核的な病態です。高齢者の抑うつ状態と認知症，せん妄は症状が似ていることから，診断・治療の遅れにつながりやすく，気づかないうちに症状が進行してしまうことがあります[3]（表 3-17）。抑うつの評価ツールには，老年期うつ病評価尺度（Geriatric Depression Scale 15；GDS15）（表 3-18）があります。高齢者向けの抑うつ評価尺度で，症状の程度を判定するために使用されます。5 点以上でうつ傾向，10 点以上でうつ状態と評価されます。

表 3-18　老年期うつ病評価尺度（Geriatric Depression Scale 15；GDS15）

No.	質問事項	回答	
1	毎日の生活に満足していますか	いいえ	はい
2	毎日の活動力や周囲に対する興味が低下したと思いますか	はい	いいえ
3	生活が空虚だと思いますか	はい	いいえ
4	毎日が退屈だと思うことが多いですか	はい	いいえ
5	大抵は機嫌よく過ごすことが多いですか	いいえ	はい
6	将来の漠然とした不安に駆られることが多いですか	はい	いいえ
7	多くの場合は自分が幸福だと思いますか	いいえ	はい
8	自分が無力だなあと思うことが多いですか	はい	いいえ
9	外出したり何か新しいことをするより家にいたいと思いますか	はい	いいえ
10	何よりもまず，もの忘れが気になりますか	はい	いいえ
11	いま生きていることが素晴らしいと思いますか	いいえ	はい
12	生きていても仕方がないと思う気持ちになることがありますか	はい	いいえ
13	自分が活気にあふれていると思いますか	いいえ	はい
14	希望がないと思うことがありますか	はい	いいえ
15	周りの人があなたより幸せそうに見えますか	はい	いいえ

1，5，7，11，13 には「はい」0 点，「いいえ」に 1 点を，
2，3，4，6，8，9，10，12，14，15 にはその逆を配点し合計します。
5 点以上がうつ傾向，10 点以上がうつ状態とされています。

〔松林公蔵，小澤利男：総合的日常生活機能評価法—I 評価の方法．d 老年者の情緒に関する評価．Geriatric Medicine 32(5)：541-546,1994 より改変〕

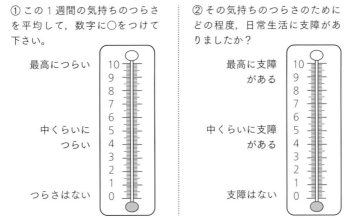

図 3-25　つらさと支障の寒暖計（distress and impact thermometer；DIT）

〔Akizuki N, Yamawaki S, Akechi T, et al：Development of an Impact Thermometer for use in combination with the Distress Thermometer as a brief screening tool for adjustment disorders and/or major depression in cancer patients. J Pain Symptom Manage 29 (1)：91-99, 2005 より〕

　また，主観的なつらさを評価する簡便な指標として，つらさと支障の寒暖計（distress and impact thermometer；DIT）（図 3-25）があります。

表 3-19　不眠の原因

精神疾患に伴う不眠
不眠を生じやすい身体症状・疾患
- 疼痛(関節リウマチ，がんなど)
- アレルギー性皮膚炎などによるかゆみ
- 呼吸器疾患(COPD，喘息など)
- 認知症
- 更年期障害
- 夜間頻尿：高齢者では夜間に排尿で中途覚醒することは異常ではない。しかし，睡眠に影響を及ぼしている場合などは対応が必要である

薬剤
- 抗うつ薬，抗てんかん薬，認知症治療薬(ドネペジル)，抗パーキンソン病薬(レボドパ含有製剤)，β遮断薬，副腎皮質ホルモン，気管支拡張薬

カフェイン・アルコール
睡眠関連疾患
- 周期性四肢運動障害
- むずむず足(レストレスレッグ)症候群
- 閉塞性睡眠時無呼吸症候群
- 概日リズム睡眠障害
- REM 睡眠行動障害

高齢者の睡眠

　睡眠障害は高齢者に限らず生じますが，60歳以上の有病率は急激に上昇します。高齢者の睡眠は若年者に比べて，眠りが浅く持続しにくくなっているため，睡眠中に目が覚めてしまうこと(中途覚醒)や熟眠感が得られないことが多くなります。また，高齢者では日中の活動低下や生活行動の前倒し(時間に余裕があるため用事が早く終わる，夕食・入浴時間が早くなる)などの生活習慣の変化が起こります。このような変化は睡眠と覚醒のメリハリの減少をもたらし，日中にうとうとと浅い眠りを繰り返したり午睡が増加したりすることにつながります[4]。また，高齢者では合併症が多いほど，睡眠問題が生じやすくなることも報告されています[5]。不眠の慢性化が，うつ症状発現リスクの上昇や認知機能低下にも関連していることからも，高齢者の睡眠問題への対応が重要であることがわかります。

　高齢者では，うつ病，認知症，アルコール依存症による睡眠障害も多く生じます(表3-19)。認知症では同年代の人と比べ，さらに睡眠の持続時間が減少し，1時間でさえ連続で眠ることが難しくなる場合もあります。昼夜逆転の不規則なリズムになり，せん妄に陥ることもあります。夕方から就寝までの時間帯に徘徊(歩き回る，車椅子で動き回るなど。一見目的なく歩き回っているように見えるが，本人にとっては目的や理由がある)・焦燥(イライラして落ち着かない様子)・興奮などの異常行動が生じる黄昏症候群も，睡眠・覚醒リズムの異常が関連します。また，高齢者がかかりやすい睡眠障害もあります。これらの睡眠障害は通常の睡眠薬では治療できないため，専門施設での検査と診断により適切な治療が行われる必要があります。

文献

1) 厚生労働省：労働者の心の健康保持増進のための指針.
https://www.mhlw.go.jp/content/000560416.pdf(アクセス：2024. 5. 31)
2) 藤澤大介：不安・抑うつ, どうする?　小川朝生(編)：レジデント必読　病棟でのせん妄, 不眠, うつ病,
物忘れに対処する. p54, メジカルビュー社, 2022
3) 谷向　仁：物忘れ(認知症), どうする?　小川朝生(編)：レジデント必読　病棟でのせん妄, 不眠, うつ
病, 物忘れに対処する. p48, メジカルビュー社, 2022
4) 井上雄一：高齢者における睡眠障害. 日老医誌 49(5)：541-546, 2012
5) Foley D, Ancoli-Israel S, Britz P, et al：Sleep disturbances and chronic disease in older adults：Results of the 2003 National Sleep Foundation Sleep in America Survey. J Psychosom Res 56(5)：497-502, 2004

処方薬の評価

高齢者と薬剤

　近年，日本のみならず世界中で高齢化が進み，薬物療法の需要も高まっています。本来，薬物療法とは疾患の治療や症状の緩和に有用であり，対象者のよりよい生活を支援するためのものです。その一方で，さまざまな要因から**薬剤による有害事象**が起こることもあります(薬剤有害事象の危険因子として，多疾患，ポリファーマシー，BMI低値，低体重，女性，うつ，認知機能低下，85歳以上，腎機能低下，処方医が多い，調剤薬局が多い，アルコール常飲，薬剤有害事象の既往患者が挙げられる)[1]。特に高齢者は，生活習慣病や**老年症候群(➡ 67頁)**など複数の疾患を抱える多疾患併存の状態である場合が多く，さまざまな診療科や医療機関にかかることで，処方薬の全体が把握できていない可能性もあります。処方薬の全体を把握できないことで**ポリファーマシー**や**不適切な薬剤処方**が多くなり，薬剤有害事象が生じやすい状況になります(図3-26)。また，薬剤有害事象が老年症候群としてあらわれることもあります。しかし，すべての薬剤が悪影響を及ぼすというわけではなく，対象者にとって必要な薬剤もあるため，それらを適切に評価する必要があるのです。

ポリファーマシー(多剤併用)

　ポリファーマシー(polypharmacy)とは「多剤併用」や「多剤服用」と訳される造語です。2018(平成30)年に厚生労働省によって作成された「高齢者の医薬品適正使用の指針」において，ポリファーマシーとは単に服用する薬剤数が多いことではなく，それに関連して薬剤有害事象のリスク増加や，服薬アドヒアランス(処方どおりに服薬すること)の低下などの問題につながる状態であり，**多剤服用のなかでも特に害をなす状態**と解説されています[2]。

　それでは，何錠，何種類以上の服薬があればポリファーマシーといえるのでしょうか。実は薬剤数によるポリファーマシーの厳密な定義はありません。薬剤数はポリファーマシーを評価するうえで重要な方法の1つであることは間違いありませんが，薬剤数や種類数といった量的な評価に加え，質的な評価をすることも重要であり，安全性の確保などからみた処方内容の適正化が必要とされています。

　特に高齢者は処方薬が多い傾向にあり，厚生労働省による2022(令和4)年社会医療診

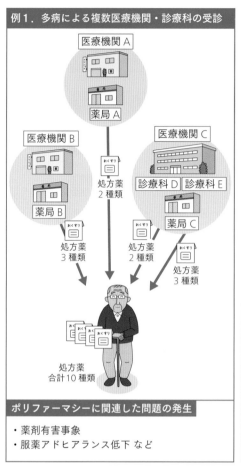
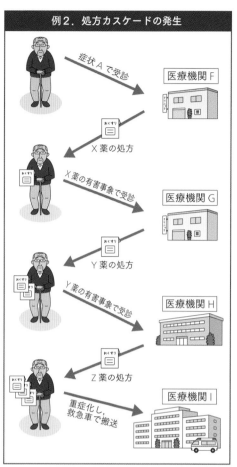

図 3-26　ポリファーマシーの形成

複数の医療機関や診療科へかかり，処方が積み重なることや，薬剤有害事象を薬剤により対処することで起こる処方カスケードがポリファーマシー形成の要因となっています。

〔厚生労働省：高齢者の医薬品適正使用の指針（総論編）．https://www.mhlw.go.jp/content/11121000/kourei-tekisei_web.pdf（アクセス：2023.8.7）〕

療行為別統計によると，75 歳以上の同一の保険薬局で調剤された薬剤種類数は，5〜6種類が 16.3％，7 種類以上が 23.8％と高く，高齢になるにつれて処方される薬剤種類数が多くなっています（図 3-27）。これまでの調査により，高齢外来患者において 5 種類以上の薬剤を服用する人はそうでない人と比較して転倒リスクが高いこと[3]，高齢入院患者においては 6 種類以上の薬剤を服用する人は副作用のリスクが高いことが報告されています[4]。処方される薬剤の種類が多いからといってポリファーマシーであると一概にはいえませんが，高齢者において薬剤有害事象が起こっている可能性は高いといえるでしょう。ポリファーマシーによる有害事象を防止するためには，処方を適切に評価し，改善することが重要です。

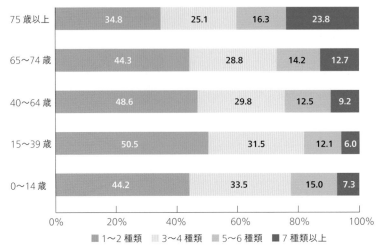

図 3-27　同一保険薬局で調剤された薬剤種類数

2022(令和 4)年 6 月に厚生労働省により行われた社会医療診療行為別統計調査のうち，薬剤種類数の使用状況についての結果を表したグラフです。年齢階級・薬剤種類数階級別にみた件数の構成割合を示しています。

〔厚生労働省：2022(令和 4)年社会医療診療行為別統計の概況. https://www.mhlw.go.jp/toukei/saikin/hw/sinryo/tyosa22/dl/yakuzai.pdf(アクセス：2023. 8. 7)を一部改変〕

潜在的不適切処方（PIMs）

　潜在的不適切処方(potentially inappropriate medications；**PIMs**)とは，潜在的に薬剤有害事象を引き起こす可能性が高い薬剤が処方されている状態のことであり，ポリファーマシーの 1 つといえます。PIMs の状態の人は年齢とともに増加することがこれまでの調査で明らかになっており，ポリファーマシーの状態の人が年齢とともに増加することに起因していると考えられています[5]。PIMs が高齢者に与える影響として，PIMs が転倒のリスクを高める可能性があることが報告されており[6]，高齢患者において，PIMs が機能障害の増加と関連していると報告されました[7]。このように，PIMs は有害事象を起こしうる状態であるため，適切に評価する必要があります。また，本来必要とされている薬剤が処方されていないことも，病状悪化や合併症を引き起こすリスクとなります。このような処方を**潜在的過小処方**(potentially prescribing omissions；**PPOs**)といいます。

▐ PIMs の評価方法

　PIMs の評価方法として，Beers Criteria や STOPP/START criteria, STOPP-J などのツールが世界各国から発出されており，臨床の場で活用されています。

① Beers Criteria

　Beers Criteria[8]とは 1991 年に米国の Mark Beers により提唱された PIMs のリストです。はじめは介護施設入所者を対象としたツールでしたが，1997 年の改訂により，65 歳以上の高齢者へと対象が拡大されました。現在は米国老年医学会により，システマティックレビューなどを用いて 3 年に一度改訂されています。Beers Criteria では薬

剤を以下の3つのカテゴリに分類し，リスト化しています。

　① 高齢者において避けるべき潜在的に不適切な薬剤

　② 特定の疾患や症候群を有する高齢者において避けるべき潜在的に不適切な薬剤

　③ 高齢者に慎重に使用すべき薬剤

　2008年にはBeers Criteria改訂版を参考に，日本版Beers Criteriaが発表され，「1. 高齢者において疾患や病態によらず一般に使用を避けることが望ましい薬剤リスト」と「2. 特定の疾患や病態において使用を避けることが望ましい薬剤リスト」が示されています[9]。

② STOPP/START criteria

　STOPP/START criteria[10]は2008年に欧州のジャーナルで発表されたPIMsの評価方法です。これは不適切な処方を抽出するSTOPP criteriaと，本来使用すべき薬剤が使用されているかを評価するSTART criteriaの2章から構成されています。65歳以上の高齢者を対象としており，心血管系や呼吸器系など13のカテゴリごとに薬剤の種類と不適切と考えられる理由についてリスト化されています。

③ STOPP-J

　STOPP-J[11]とは，高齢者の処方を適正化するための評価方法です。日本老年医学会の「高齢者の安全な薬物療法ガイドライン2005」で「高齢者に対して特に慎重な投与を要する薬物のリスト；STOPP-J」として作成されました。その後，2015年に作成された同ガイドライン改訂版にて，「特に慎重な投与を要する薬物のリスト」と改訂され，高齢者の過小医療の回避を目的とした「開始を考慮するべき薬物のリスト」とともに発表されました。75歳以上の高齢者および，フレイルまたは要介護状態の高齢者を対象としており，系統的レビューの結果に基づき，高齢者で重篤な有害事象が出やすい，または有害事象の頻度が高い，高齢者では安全性よりも有効性に劣る，より安全な代替薬があると判断された薬物が選定されています。

薬剤起因性老年症候群関連薬

　老年症候群とは，加齢に伴い出現する症状・徴候の総称のことであり，息切れやめまい，転倒，抑うつ，食欲低下など症状は多岐にわたります。老年症候群は，加齢ではなく薬剤により引き起こされる場合もあります。これを**薬剤起因性老年症候群**といいます（表3-20）。しかし，老年症候群は高齢者によくみられる状態であり，加齢により引き起こされた症状であると見過ごされてしまうことに注意しなければなりません。薬剤起因性老年症候群を見逃してしまうと，薬剤有害事象を服薬により対処する**処方カスケード**が起こり，ポリファーマシーへとつながる可能性もあります。

　老年症候群の原因が薬剤であれば，処方薬剤の変更や中止などにより，症状が改善する可能性があります。何らかの症状があらわれた場合，服薬状況を確認し，症状を起こすリスクが高い薬剤はないかを評価することによって，薬剤起因性老年症候群を見逃さないことが重要です。

表 3-20　薬剤起因性老年症候群と主な原因薬剤

症候	薬剤
ふらつき・転倒	降圧薬(特に中枢性降圧薬, α遮断薬, β遮断薬), 睡眠薬, 抗不安薬, 抗うつ薬, てんかん治療薬, 抗精神病薬(フェノチアジン系), パーキンソン病治療薬(抗コリン薬), 抗ヒスタミン薬(H$_2$受容体拮抗薬含む), メマンチン
記憶障害	降圧薬(中枢性降圧薬, α遮断薬, β遮断薬), 睡眠薬・抗不安薬(ベンゾジアゼピン), 抗うつ薬(三環系), てんかん治療薬, 抗精神病薬(フェノチアジン系), パーキンソン病治療薬, 抗ヒスタミン薬(H$_2$受容体拮抗薬含む)
せん妄	パーキンソン病治療薬, 睡眠薬, 抗不安薬, 抗うつ薬(三環系), 抗ヒスタミン薬(H$_2$受容体拮抗薬含む), 降圧薬(中枢性降圧薬, β遮断薬), ジギタリス, 抗不整脈薬(リドカイン, メキシレチン), 気管支拡張薬(テオフィリン, アミノフィリン), 副腎皮質ステロイド
抑うつ	中枢性降圧薬, β遮断薬, 抗ヒスタミン薬(H$_2$受容体拮抗薬含む), 抗精神病薬, 抗甲状腺薬, 副腎皮質ステロイド
食欲低下	非ステロイド性抗炎症薬(NSAID), アスピリン, 緩下剤, 抗不安薬, 抗精神病薬, パーキンソン病治療薬(抗コリン薬), 選択的セロトニン再取り込み阻害薬(SSRI), コリンエステラーゼ阻害薬, ビスホスホネート, ビグアナイド
便秘	睡眠薬・抗不安薬(ベンゾジアゼピン), 抗うつ薬(三環系), 過活動膀胱治療薬(ムスカリン受容体拮抗薬), 腸管鎮痙薬(アトロピン, ブチルスコポラミン), 抗ヒスタミン薬(H$_2$受容体拮抗薬含む), αグルコシダーゼ阻害薬, 抗精神病薬(フェノチアジン系), パーキンソン病治療薬(抗コリン薬)
排尿障害・尿失禁	抗うつ薬(三環系), 過活動膀胱治療薬(ムスカリン受容体拮抗薬), 腸管鎮痙薬(アトロピン, ブチルスコポラミン), 抗ヒスタミン薬(H$_2$受容体拮抗薬含む), 睡眠薬・抗不安薬(ベンゾジアゼピン), 抗精神病薬(フェノチアジン系), トリヘキシフェニジル, α遮断薬, 利尿薬

〔秋下雅弘:第1章-1 ポリファーマシーの実態と問題点. 秋下雅弘(編著):高齢者のポリファーマシー——多剤併用を整理する「知恵」と「コツ」. p6, 南山堂, 2016 より一部改変〕

服薬アドヒアランスの評価

　ただ単に処方を見直すだけでは薬剤有害事象を防止することはできません。適切な処方をしたとしても, 対象者自身が正しく服用することができなければ薬剤有害事象が起こる可能性があります。高齢者はさまざまな要因により服薬アドヒアランスが低下するおそれがあります(表3-21)。服薬アドヒアランスの低下による薬剤有害事象を防止するためには服薬アドヒアランスの評価が必要です。

　しかし, 服薬アドヒアランスの評価を行うことは難しく, 特に外来での診察など残薬を直接確認することが難しい状況では, より困難になるでしょう。対象者へ服薬状況を尋ねたとしても, もし正しく服薬できていない場合, 対象者がそのことを自覚でき, 正確に伝えることができなければ評価はできません。対象者本人だけでなく, 家族や介護者からも聞き取りを行うなど, 対象者の認知機能や生活状況などを考慮したうえで, 服薬アドヒアランスを評価することが重要です。

表 3-21　服薬アドヒアランス低下の要因

● 服用管理能力低下	● うつ状態
1．認知機能の低下	● 主観的健康感が悪いこと
2．難聴	（薬効を自覚できないなど，患者自らが健康と
3．視力低下	感じない状況）
4．手指の機能障害	● 医療リテラシーが低いこと
5．日常生活活動（ADL）の低下	● 自己判断による服薬の中止
● 多剤服用	（服薬後の体調の変化，有害事象の発現など）
● 処方の複雑さ	● 独居
● 嚥下機能障害	● 生活環境の悪化

〔厚生労働省：高齢者の医薬品適正使用の指針（総論編）．https://www.mhlw.go.jp/content/11121000/kourei-tekisei_web.pdf（アクセス：2023. 8. 7）〕

文献

1)　日本老年薬学会（編）：老年薬学ハンドブック．p60，メディカルレビュー社，2018
2)　厚生労働省：高齢者の医薬品適正使用の指針（総論編）．
　　https://www.mhlw.go.jp/content/11121000/kourei-tekisei_web.pdf（アクセス：2023. 8. 7）
3)　Kojima T, Akishita M, Nakamura T, et al：Polypharmacy as a risk for fall occurrence in geriatric outpatients. Geriatr Gerontol Int 12(3)：425-430, 2012
4)　Kojima T, Akishita M, Kameyama Y, et al：High risk of adverse drug reactions in elderly patients taking six or more drugs：analysis of inpatient database. Geriatr Gerontol Int 12(4)：761-762, 2012
5)　Suzuki Y, Sakakibara M, Shiraishi N, et al：Prescription of potentially inappropriate medications to older adults. A nationwide survey at dispensing pharmacies in Japan. Arch Gerontol Geriatr 77：8-12, 2018
6)　Li SJ, Hwang HF, Yu WY, et al：Potentially inappropriate medication use, polypharmacy, and falls among hospitalized patients. Geriatr Gerontol Int 22(10)：857-864, 2022
7)　Salm C, Sauer J, Binder N, et al：Over-and under-prescribing, and their association with functional disability in older patients at risk of further decline in Germany-a cross-sectional survey conducted as part of a randomised comparative effectiveness trial. BMC Geriatr 22(1)：564, 2022
8)　Beers MH, Ouslander JG, Rollingher I, et al：Explicit criteria for determining inappropriate medication use in nursing home residents. UCLA Division of Geriatric Medicine. Arch Intern Med 151(9)：1825-1832, 1991
9)　今井博久，Beers MH, Fick DM，ほか：高齢患者における不適切な薬剤処方の基準—Beers Criteria の日本版の開発．日医師会誌 137(1)：84-91, 2008
10)　O'Mahony D, O'Sullivan D, Byrne S, et al：STOPP/START criteria for potentially inappropriate prescribing in older people：version 2. Age Ageing 44(2)：213-218, 2015
11)　日本老年医学会：高齢者の安全な薬物療法ガイドライン 2015.
　　https://www.jpn-geriat-soc.or.jp/publications/other/pdf/20170808_01.pdf（アクセス：2024. 5. 31）

社会面の評価

　社会面の評価は本書と関連なさそうにみえますが，リハビリテーション・栄養・口腔管理を実践するために，並行して対象者の社会的活動や参加・交流を促す試みが必要です。要介護高齢者の増加で，摂食嚥下機能や口腔機能が低下している人が増えています。こうした人に対する食支援は，単に摂食嚥下機能や口腔機能の改善や維持を目指すのではなく，対象者を生活者としてとらえ，生活の質（QOL）を改善，あるいは維持することを目標にします。そのため，広い視野で抜かりなく評価・介入する必要があります。活動性が高まると，食事摂取量の安定や栄養状態の維持につながります[1]。

　高齢者の社会的活動や参加・交流の減少は，身体機能や認知機能，さらに生活機能の低下につながることが指摘されています[2]。この状況は**社会的フレイル**と呼ばれ，日本人を対象とした研究でも社会的フレイルが死亡リスクを高くすることが示唆されました[3]。また，最近の社会的課題として，孤食や孤立があります。経済的，地理的，心理的，社会的な要因とは別に，精神的な障害や日本人特有の高い孤独耐性が要因です。前者はグループ活動への参加の促しや，配食サービス，共同食事機会の提供などで解決可能なことがありますが，後者への介入は難しいことが多いです（表3-22）。

　リハビリテーションは，対象者ができるだけ自立した日常生活を送られるようにする支援です。リハビリテーションにより，身体機能と認知機能が改善し，日常生活活動（ADL）や社会的活動が向上します。適切な栄養は栄養障害を改善します。栄養により，栄養状態や身体機能が改善し，ADL向上や社会参加が進みます。口腔管理は，誤嚥性肺炎や嚥下障害などを予防します。口腔管理により，快適に食べ，話すことができ，社会的交流が増えます。

　社会面の評価には，対象者の性格や価値観などの個人的視点から社会資源，地域特性まで多岐にわたる項目の情報が必要です（表3-23）。そして，対象者が置かれた設定や背景，居住地域によって必要な項目が異なります。対象者にかかわる人は，情報収集する項目を選別し，社会面の評価を実施するのが理想です。

対象者の健康状態や病期，障害の程度を評価する

　本章（「リハビリテーションに必要な評価」➡ 20頁）で紹介した国際生活機能分類（ICF）は，対象者の健康状態を系統的に評価する方法です。社会的活動や参加・交流の改善と環境因

表 3-22　要介護高齢者の孤立や孤食の評価，介入，ゴール設定，アセスメント

■リスクファクター抽出＝地域から「孤立・孤食」情報を抽出
　自治体(地域包括ケアセンター)，社会福祉組織，ボランティア団体，医療機関，介護施設，居宅介護事業者，訪問事業者(宅配・配送業者など)，理容・美容事業者，飲食店事業者
■定期的アセスメント
　体重変化，セルフネグレクトの有無，家族構成，家族や友人，地域・近隣とのコミュニケーション頻度，外出頻度
■適切な介入
　● 定期的な訪問(ボランティアや隣人のグループ訪問活動含む)
　● 配食・配達サービスや生活支援サービス情報の提供と提案
　● 地域の食料品・食品・飲食店情報の提供や紹介
　● 医療機関や介護サービス事業に関する地域内の情報や問題の共有
　● 家族や隣人の声を拾い上げられる仕組みづくり
　● 可能であればコミュニティ活動への誘いや外出を促すきっかけをつくる
■ゴール設定とアセスメント＝社会参加・活動・交流の増加
　● 週1回以上の参加
　● 新たな友人・知人を増やす
　● 週複数回の共食回数の増加
　● 月数回の交流の場への参加

表 3-23　要介護高齢者の社会面評価項目

社会面評価に必要な項目	
大分類	**小分類**
医学的視点	健康状態，栄養状態，心身機能，認知機能，内服薬，介護/障害者認定
個人的視点	年齢，性別，性格，嗜好，価値観，生活歴，教育歴，職歴，趣味，役割，能力，技術，特技
生活的視点	日常生活活動，料理/調理，家事，買い物，金銭管理，安全確保，住環境
経済的視点	収入，貯蓄/資産，負債，支出，保険
社会資源	家族，友人，近隣住民，医療サービス，福祉サービス，行政サービス
介護者特性	年齢，性別，健康状態，心身機能，認知機能，理解力，協力者の有無
地域特性	文化，風習，地理，交通

子は，身体機能や口腔機能，栄養状態などと双方向的に機能し，健康状態をつくり出します。ICF は一見複雑な図に見えますが，対象者の情報を系統的に並び替えて，正しい評価，そして介入やゴール設定につなげるためのツールです。

　対象者が抱える病気の重症度や病期(急性期，亜急性期，回復期，慢性期)，治療状況(治癒，寛解，終末期)を確認します。障害の原因となりそうな病気を抱えていない場合でも，ADL や生活状況，身体的フレイル期かどうか，年齢によっては老衰かどうかの確認が必要です。障害を抱えている場合は障害時期と程度の確認が必要です(図 3-28)。病期や治療状況，年齢によって評価内容は異なり，その後の介入やゴール設定に影響します[4]。

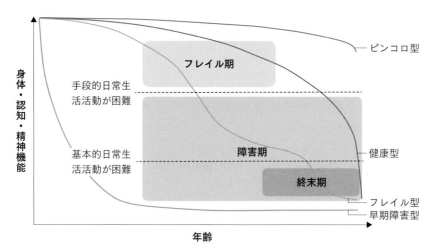

図 3-28　老年期におけるさまざまな健康状態や障害の程度

〔秋山弘子：長寿時代の科学と社会の構想．科学 80(1)：59-64, 2010／医歩の学校 https://minnadekenko. com/lessons/lecture0105/（アクセス：2023. 8. 26）より改変〕

対象者の社会的フレイルを評価する

　社会的フレイルに決められた定義や評価方法は存在しません。社会的フレイルには，医学的視点だけでなく，個人的視点，生活的視点，経済的視点，社会資源など多くの項目がかかわりますが，現場では，できるだけ簡単に評価したいところです。Makizakoらが提唱した社会的フレイル評価方法（表 3-24）は，5 項目だけで構成されていて，簡単に評価できます[5]。

対象者の社会的活動や参加・交流の障壁となる要因を評価する

　先に示した表 3-23 の評価項目として得られた情報のなかで，障壁となりうる要因を抽出します。障壁には医学的要因と社会的要因の 2 種類があります（表 3-25）。医学的要因は健康状態や心身機能などの悪化により生じます。社会的要因は，社会資源や地域特性など，社会や環境のあり方・仕組みにより生じます。

　対象者を取り巻く障壁の要因と状況を確認し，支援可能かどうかを判断し，支援可能であればその方法を検討します。このときに性差を加味して評価することも重要です。社会的活動や参加・交流の障壁は性差で異なることが報告されています[6]。男性は外出頻度が多くても，社会的に孤立していると生活機能低下のリスクが高まり，逆に女性は社会的に孤立していなくても，外出頻度が少ないと生活機能低下のリスクが高まります。

表 3-24　社会的フレイルの評価

1　昨年に比べて外出頻度が減った(はい)
2　友人のところを訪れる(いいえ)
3　友人や家族は手伝ってくれるか(いいえ)
4　独居(はい)
5　誰かと毎日話をするか(いいえ)

5つ中，2つ以上当てはまれば社会的フレイル。

〔Makizako H, Shimada H, Doi T, et al：Social Frailty Leads to the Development of Physical Frailty among Physically Non-Frail Adults：A Four-Year Follow-Up Longitudinal Cohort Study. Int J Environ Res Public Health 15(3)：490, 2018 より〕

表 3-25　社会的活動や参加・交流の障壁となる要因

医学的要因		
外因性	薬剤性(薬剤副作用や副反応含む)，後遺症，ストレス	
内因性	健康状態，性別，性格，遺伝性(内因性)	
社会的要因		
個人因子	生活歴，経済力，人間関係，ライフイベント，施設設備*1	
集団因子	社会制度*2，文化，慣習*3，観念*4，差別*5	

*1 自宅周囲や使用する施設の環境
*2 ルールや条件など(例：要同伴者，直接本人確認など)
*3 健常者のみを対象とするアナウンスや注意喚起など
*4 無知・無関心・偏見(高齢者や障害者を除外する力)
*5 直接的差別(人による)，制度的差別(法律や政治，医療による)，文化的差別(固定観念，社会規範による)

対象者の周りの状況を評価する

　在宅医療や介護は，家族や地域など社会との関係性から大きな影響を受けます。そして，多くの対象者の健康状態が，家族など介護者との生活を基盤にして維持されています。家族図(ジェノグラム)の作成や，家族間の関係性を確認し，対象者だけでなく介護者の特性も評価して，介入します。

　対象者を取り巻く地域の特性や地域が持つ潜在能力を評価します。対象者の周辺にある社会資源(別居家族・親族，友人，近隣住民，医療・福祉・行政サービス担当者)との相関図(エコマップ)を作成します。対象者個人の知識や能力，技術，特技を活用できる地域特性かどうかも評価します。

対象者本人の希望や意思，価値観を評価する

　人の価値観や意向・意思には個人差があるので，介入する際には個人的視点として必ず聞き取る必要があります。自分の本心や本音を簡単に伝えない場合や，対象者自身が自分の本心や本音に気づいていない場合があるので，かなり難しい評価となることもあります。

　要介護高齢者の社会面の評価や支援は比較的容易な場合もありますが，支援困難な事例もあります。特に表 3-24 における評価項目 3, 4, 5 に該当する対象者は，支援困難な可能性が高いです。こうした場合，まず課題を明らかにし，対象者と直接かかわらない第三者的立場の多職種も含めた多くの視点から，支援の方向性や目標を共有する手法があります[7]。答えがないなかで，実践的かつ系統的に課題を解決する多職種検討会で

方向性さえ示すことができれば，その後の介入計画は対象者に直接かかわる支援者だけで立てることができます。

謝辞

　本項の執筆にあたり，「見える事例検討会®」に関する記述や実例などに，適切な助言を下さった八森　淳先生（つながるクリニック院長）に深謝いたします。

文献

1) 小山珠美：KT バランスチャートによる包括的評価．小山珠美（編）：口から食べる幸せをサポートする包括的スキル　KT バランスチャートの活用と支援　第 2 版．pp12-19，医学書院，2017
2) Garre-Olmo J, Calvó-Perxas L, López-Pousa S, et al：Prevalence of frailty phenotypes and risk of mortality in a community-dwelling elderly cohort. Age Ageing 42(1)：46-51, 2013
3) Yamada M, Arai H：Social Frailty Predicts Incident Disability and Mortality Among Community-Dwelling Japanese Older Adults. J Am Med Dir Assoc 19(12)：1099-1103, 2018
4) 若林秀隆：活動．小山珠美（編）：口から食べる幸せをサポートする包括的スキル　KT バランスチャートの活用と支援　第 2 版．pp68-71，医学書院，2017
5) Makizako H, Shimada H, Doi T, et al：Social Frailty Leads to the Development of Physical Frailty among Physically Non-Frail Adults：A Four-Year Follow-Up Longitudinal Cohort Study. Int J Environ Res Public Health 15(3)：490, 2018
6) Fujiwara Y：Synergistic or independent impacts of low frequency of going outside the home and social isolation on functional decline：A 4-year prospective study of urban Japanese older adults. Geriatr Gerontol Int 17(3)：500-508, 2017
7) 八森　淳，大友路子：みんなでつくる地域包括ケア　見える事例検討会．メディア・ケアプラス，2015

第 4 章

KT バランスチャート

KT バランスチャート

KT バランスチャートとは

KT(ケーティー)バランスチャートは，要介護高齢者の食べる支援促進ツールです。嚥下についてだけでなく，食べる支援に必要な側面を多角的な視点で評価することができます。**リハビリテーション・栄養・口腔管理の3領域に加え，食べる意欲や全身状態など，心理的・医学的な側面も同時に評価します。**

この KT バランスチャートは日本で開発され，すでに多くの医療・介護現場で使用されています。信頼性と妥当性が検証済みですので，安心して実践応用することができる点もお勧めできる理由です。リハビリテーション中に実施した KT バランスチャート導入研究[1]では，要介護者の生活機能向上と在宅復帰率上昇効果が報告されています。介護サービス下の要介護高齢者で，リハビリテーション・栄養・口腔管理の三位一体介入を実施する際に有益なツールであるといえます。

KT バランスチャートの 13 項目

KT バランスチャートは以下の13項目で構成され，多面的評価ができるツールです。**① 食べる意欲，② 全身状態，③ 呼吸状態，④ 口腔状態，⑤ 認知機能(食事中)，⑥ 咀嚼・送り込み，⑦ 嚥下，⑧ 姿勢・耐久性，⑨ 食事動作，⑩ 活動，⑪ 摂食状況レベル，⑫ 食物形態，⑬ 栄養を評価します。各項目は1〜5点で5段階に点数を得られるように構成されています。**

まずは13項目すべての項目をそれぞれ点数化することから始めます。表4-1にすべての項目の評価基準を示しました。信頼性(多くの人が同じ点数をつける)がありますので，評価する人が評価基準を読んで理解したとおりに主観的に点数をつけます。⑬ 栄養の項目だけは，主観的ではなく客観的に点数化する必要がありますので注意してください。過去3か月の体重変化と体格指数(body mass index；BMI)の値から，⑬ 栄養の評価点数を算出することができます。体格指数は，現在の体重(キログラム単位)をメートル単位で表す身長(たとえば，身長160 cmの場合は1.6 m)で2回割り算をすることで求められます。

表 4-1　**KT バランスチャートの評価基準（介護サービスで利用の場合）**

	① 食べる意欲	
1 点	促しや援助しても食べようとしない	
2 点	促しや援助で少し食べる	
3 点	促しや援助で半量食べる	
4 点	促しや援助でほとんど食べる	
5 点	介助の有無に関わらず食べようとする，食べたいと意思表示する	

	② 全身状態	
1 点	発熱があり，意識レベルは不良	
2 点	発熱があり，たびたび治療が必要となる	
3 点	1 ヵ月に 1-2 回 37.5℃以上の発熱があり，治療を要することがある	
4 点	1 ヵ月に 1-2 回 37.5℃以上の発熱があるが，とくに治療をしなくても解熱する	
5 点	発熱はなく，意識レベルは良好	

	③ 呼吸状態　※気管カニューレがある場合，－1 点とする（ただし最低点は 1 点とする）	
1 点	絶えず痰貯留があり，1 日 10 回以上の吸引が必要	
2 点	痰貯留があり，1 日 5-9 回の吸引が必要	
3 点	痰貯留があり，1 日 5 回未満の吸引が必要	
4 点	痰貯留があるが，自力で喀出が可能	
5 点	痰貯留や湿性嗄声がない	

	④ 口腔状態	
1 点	口腔衛生が著しく不良で，歯や義歯に歯科治療が必要	
2 点	口腔衛生が不良で，歯や義歯に歯科治療が必要	
3 点	口腔衛生は改善しているが，歯や義歯の治療は必要	
4 点	口腔衛生は良好だが，歯や義歯の治療は必要	
5 点	口腔衛生は良好で，歯や義歯の治療は必要としない	

	⑤ 認知機能（食事中）	
1 点	食事中の認知機能が著しく低く，覚醒レベルも低く，全介助が必要	
2 点	食事中の認知機能が低く，全介助が必要	
3 点	食事中の認知機能が低く，一部介助が必要	
4 点	食事中の認知機能は概ね保たれているが，介助を必要とすることがある	
5 点	食事中の認知機能は良好で，介助なしで食事摂取可能	

	⑥ 咀嚼・送り込み	
1 点	食べるための口・舌・頬・あごの動きのすべてがかなり困難	
2 点	食べるための口・舌・頬・あごの動きのいずれかがかなり困難	
3 点	食べるための口・舌・頬・あごの動きのいずれかが困難だが，何らかの対処法で対応できる	
4 点	食べるための口・舌・頬・あごの動きのいずれも概ね良好	
5 点	食べるための口・舌・頬・あごの動きのすべてが良好	

（つづく）

表 4-1　**KT バランスチャートの評価基準（介護サービスで利用の場合）（つづき）**

		⑦ 嚥下
1点		嚥下できない，頻回のむせ，呼吸促迫，重度の誤嚥
2点		嚥下は可能だが，むせや咽頭残留，呼吸変化を伴う
3点		嚥下は可能だが，むせ・咽頭残留・複数回嚥下・湿性嗄声のいずれかを伴うが，呼吸変化はなし
4点		嚥下可能で，むせはない，咽頭残留はあるかもしれないが，処理可能，良好な呼吸
5点		嚥下可能で，むせ・咽頭残留はなく，良好な呼吸
		⑧ 姿勢・耐久性
1点		ベッド上で食事の姿勢保持が困難，あるいはベッド上ですべての食事をしている
2点		リクライニング車いすで食事の姿勢保持が困難で，かなりの介助が必要
3点		介助によりリクライニング車いすで食事の姿勢保持が可能
4点		介助により普通型車いすで食事の姿勢保持が可能
5点		介助なしで普通の椅子で食事の姿勢保持が可能
		⑨ 食事動作
1点		すべての食物を皿から自分の口に運び，咀嚼嚥下する食事動作に相当の介助が必要。自力では食事動作の 25％未満しかできない，あるいは経管栄養
2点		介助が必要。自力で食事動作の 25％以上 50％未満を行う
3点		一部介助が必要。自力で食事動作の 50％以上を行う
4点		食事動作に間接的な介助のみ（準備や見守り）が必要で，自立している。（食事時間が長くかかる症例も含める）
5点		食事動作が完全に自立している。（自助具を使用する場合も含む）
		⑩ 活動
1点		寝たきり，ベッドからの移乗・トイレ・食事・更衣などすべてに介助が必要
2点		介助で車いすへの移乗が可能で，ベッドから離れて食事が可能だが，めったに外出はしない
3点		介助で車いすへの移乗が可能で，ベッドから離れて食事が可能。さらに介助でよく外出する
4点		自力で車いすへの移乗が可能で，ベッドから離れて食事が可能だが，めったに外出はしない
5点		自力で車いすへの移乗が可能で，ベッドから離れて食事が可能。1人で外出が可能，あるいは介助でよく外出する
		⑪ 摂食状況レベル
1点		人工栄養のみ，もしくは間接嚥下訓練のみ
2点		少量の経口摂取は可能（直接嚥下訓練含む）だが，主に人工栄養に依存
3点		半分以上が経口摂取で，補助的に人工栄養を使用
4点		形態を変えた食事や飲料を経口摂取，人工栄養は使用しない
5点		形態を変えずに食事や飲料を経口摂取，人工栄養は使用しない

（つづく）

表 4-1　（つづき）

⑫ 食物形態	
1 点	口からは何も食べていない
2 点	ゼリーやムース食を主に食べる
3 点	ペースト食を主に食べる
4 点	咀嚼食を主に食べる
5 点	普通食を主に食べる

⑬ 栄養（脚注の基準を参考に点数を求める）	
1 点	栄養状態がとても悪い
2 点	栄養状態が悪い
3 点	栄養状態が悪くない
4 点	栄養状態が良い
5 点	栄養状態がとても良い
	脚注：栄養補助診断基準 3 ヵ月の体重変化と Body mass index(BMI) の各配点の合計を用いて ⑬ 栄養の点数とする。ただし，合計 0 の場合は ⑬ 栄養 1 点とする。 【3 ヵ月の体重変化】 　体重減少 5％以上：0 点 　体重減少 3％以上 5％未満：1 点 　体重減少 3％未満 or 不明：2 点 　体重減少なし：3 点 【BMI】 　BMI 18.5 未満，不明：0 点 　BMI 18.5-20，BMI 30 以上：1 点 　BMI 20.1-29.9：2 点

〔小山珠美（編）：口から食べる幸せをサポートする包括的スキル　KT バランスチャートの活用と支援　第 2 版．pp17-19, 医学書院，2017〕
※「KT バランスチャート」および「KTBC」は，特定非営利活動法人口から食べる幸せを守る会の登録商標です（商標登録第 5947805号，5947806 号）。
※ KT バランスチャートを臨床において利用される場合は許諾申請の必要はありません。使用の際は，評価基準一覧の内容・文言を改変しないこと，「KT バランスチャート」もしくは「KTBC」の名を明記するようお願いします。
※ KT バランスチャートの「評価基準」の書籍・雑誌ならびに Web ページでの無断転載を禁じます。転載をご希望の場合は，下記あてにご連絡ください。
　医学書院総務管理部出版総務課　著作権係
　TEL 03-3817-5722　pa@igaku-shoin.co.jp

食べる支援促進の流れ

　要介護高齢者の現在の状況を評価することは，適切なケアのアプローチの第 1 歩です。しかし，評価しただけで「食べられるのか」「何を食べればよいのか」「どのようなリハビリや口腔ケアをすればよいのか」がわかるわけではありません。KT バランスチャートで行う評価は，その対象者の食べる問題について，強みや弱みを見出し，ケア提供者が同じ情報を共有するための評価です。情報共有なくしてよいケアは始まりません。三位一体のケアをスタートするためにまずは評価です。

　食べる支援に関する多領域の評価ができたら，次は**情報共有**です。数字や項目内容が記載された情報過多なシートを用いた情報共有法では，多忙なケア提供者に十分な周知ができないかもしれません。KT バランスチャートの無料の専用 Web アプリやエクセ

表 4-2　**KT バランスチャート評価と描画の便利サイト**

開発者の Web アプリ	https://ktbc.jp
KT バランスチャート解説書籍紹介のサイト(医学書院)	小山珠美，前田圭介：KT バランスチャートエッセンスノート(2018)(https://www.igaku-shoin.co.jp/book/detail/105345) 小山珠美(編)：口から食べる幸せをサポートする包括的スキル KT バランスチャートの活用と支援　第 2 版(2017)(https://www.igaku-shoin.co.jp/book/detail/93200)
KT バランスチャートのエクセルファイルダウンロードサイト	https://www.igaku-shoin.co.jp/prd/03224/KTchart_2e.xlsx

表 4-3　**KT バランスチャートの使い方例**

ステップ	
1	13 項目すべてを主観的に評価し，点数化する
2	KT バランスチャートアプリまたはエクセルシートなどを用いて，描画する
3	見える化した情報を症例検討会で共有する
4	共有された情報をもとに対象者の強みと弱みを言語化する
5	対象者に最適化されたケアの提供について，ケア提供体制の調整などを含めた実現可能性のある方法を検討する
6	最適化されたケアを提供する
7	個別に定めた再評価期間後に再度評価し，このプロセスを繰り返す

ルシートを使ってレーダーチャートとして描画することをお勧めします(表 4-2)。図として 13 項目の点数が描画されますので，「見える化」の効果が期待できます(➡ **134** 頁)。描画によってどの項目の点数が高いか低いかが一目瞭然となり，情報共有のスピードアップと共通理解が促進されます。

　症例検討会(ケースカンファレンス)では，KT バランスチャートの図を使って強みや弱みを中心に検討します。ケア提供体制や対象者を取り巻く環境は多種多様ですので，対象者ごとに個別化したケア提供が求められます。強みを維持し弱みを少しでも改善できるようなケアの提供について，論点を絞った検討が鍵になるでしょう。

　対象者に最適化された実践的ケアのアイデアがそろったら**実際のケア提供**です。計画段階では想像できなかった障壁や問題が出てくるかもしれませんので，適宜アプローチ法を調整します。ケア提供内容の調整は次回の症例検討会に役立ちますので，記録しておくことをお勧めします。

　対象者個別に定めた期間が経ったら**再評価**です。個別に定めた期間は，2 週間後，4 週間後，2 か月後など症例検討会で具体的に決めておきます。再評価時には，KT バランスチャートを用いて再度評価し，描画(見える化)，情報共有，検討会，実践というように今までと同じステップを繰り返します。表 4-3 に KT バランスチャートを活用した

評価とケアのプロセスについて一例を示しました。必ずしもこのステップを踏むことが求められているわけではありませんが，リハビリテーション・栄養・口腔管理のすべての領域において，評価と情報共有，個別化アプローチ，再評価を繰り返すことの意義は高いので，標準的なケア手法(ケアプロセス)であると考えられます。

文献

1) Waza M, Maeda K, Katsuragawa C, et al：Comprehensive Tool to Assess Oral Feeding Support for Functional Recovery in Post-acute Rehabilitation. J Am Med Dir Assoc 20(4)：426-431, 2019

要介護高齢者に対する ゴール設定・介入・ モニタリング

1 適切なゴール設定とは何か

ゴール・目標・目的の違い

　リハビリテーション・栄養・口腔管理で評価した後は，介入する前にゴールを設定します。そもそもゴールと目標，目的の違いは何でしょうか(表5-1)。

　ゴールとは，リハビリテーション・栄養・口腔管理などを行った結果，**たどり着きたい状態**のことです。たとえば，屋内歩行自立，体重3kg増加，咬合支持(奥歯の咬み合わせ)正常は，ゴールといえます。ゴールの方向性は，現在の状態より改善，維持，悪化のいずれかとなります。方向性がどうなるかは，評価の結果で決まります。

　目標とは，**設定したゴールにたどり着くまでに必要な行動や結果**のことです。目標＝ゴールであることも少なくありません。一方，「スクワットを1日10回行う」「1日2,000kcalの食事を摂取する」「口腔清掃を1日3回行う」は，目標にはなりますがゴールにはなりません。

　目的とは，**行動する理由や目指す理由に対する答え**のことです。目的があるから，ゴールや目標が設定されます。たとえば，「生きがいのある生活をしたい」「自分と周りの人を幸福にしたい」「ライフワークの活動を一生続けたい」「最期まで口から食べ続けたい」は，目的にはなりますが，リハビリテーション・栄養・口腔管理でゴールに設定することはあまりありません。ゴールと目標，目的との違いを理解したうえで，ゴールを設定しましょう。

ゴールのない介入

　リハビリテーション・栄養・口腔管理では，評価の後にゴールを設定しないで介入されることが少なくありません(図5-1)。しかし，ゴールを設定せずに介入を始めると評

表5-1　ゴール・目標・目的の違い

ゴール	たどり着きたい状態
目標	設定したゴールにたどり着くまでに必要な行動や結果
目的	行動する理由や目指す理由に対する答え

価内容に見合った最適な介入内容であるかどうかがわからないばかりか，異なる介入を
すれば，よりよい結果を得られるかもしれません。他職種から見たときに，どんなこと
を考えて介入しているのかがよくわかりません。また，ゴールのない介入は，モニタリ
ングされずに必要性が不明瞭なまま継続されて，思考停止となりがちです。介入前に仮
説として必ずゴールを設定しましょう。

仮説思考

　ゴール設定は，**仮説の構築 → 仮説の検証 → 検証結果の判断**〔→ 仮説の構築(進化)〕の
サイクルを繰り返す仮説思考で行います(図 5-2)。ゴールには通常，唯一絶対の正解は
ありません。そのため，リハビリテーション・栄養・口腔管理で設定するゴールは，仮
説になります。リハビリテーションに関しては，一人前のリハビリテーション専門職で
あればしかるべきゴールを仮説として構築できます。一方，栄養と口腔に関しては，評
価の結果，**最適と考えられる栄養状態と口腔機能・環境**が，それぞれ長期ゴールとなり
ます。それを達成するための道のりとして，短期ゴールを設定します。
　構築した仮説は，一定期間後に達成できたかどうかを検証します。たとえば，「1 か
月で 1 kg の体重増加」というゴールを仮説として構築した場合，1 か月後に体重を再測
定して 1 kg 増加していれば，ゴールを達成できたことになります。体重が増加してい
なければ，ゴールを達成できなかったことになります。ゴールを達成できた場合も，達
成できなかった場合も，なぜそのような結果になったのかを振り返って考えることが，
検証結果の判断です。振り返って次の仮説の構築につなげるには，経験学習モデルが有
用です。

経験学習モデル

　コルブ(David Kolb)の経験学習モデルは，**具体的な体験**(実践)，**内省的な観察**(振り返
り)，**抽象的な概念化**(教訓作成)，**積極的な実験**(次の実践)で構成されます(図 5-3)[1]。
　振り返りでは，うまくいった場合の**成功要因**や，うまくいかなかった場合の**失敗要因**

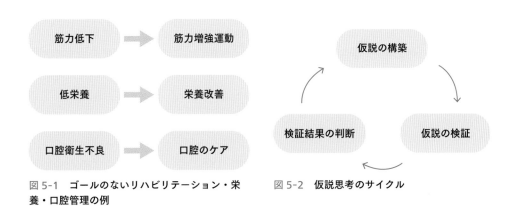

図 5-1　ゴールのないリハビリテーション・栄
養・口腔管理の例

図 5-2　仮説思考のサイクル

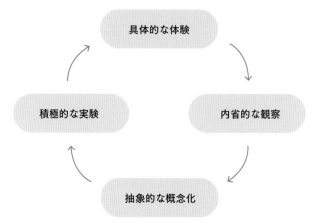

図 5-3　経験学習モデル
(Kolb DA：Experiential Learning：Experience as the Source of Learning and
Development. Prentice-Hall, Englewood Cliffs, 1984 を基に作成)

を考えます。対象者側の要因(身体面，心理面など)，介護者側の要因(実現可能性の低いゴール設定，対象者とのコミュニケーション不足など)，環境要因(同居家族，家屋環境，施設環境など)，運(幸運・不運)などがあります。これらのうち，今後の実践で活用できそうなものを**教訓**という形で引き出します。得られた教訓は仮説ですが，次の実践で活用します。

　世の中には経験から学習できる介護者と，経験から学習できない介護者がいますが，その差は歴然としています。**予期せぬ成功**と**予期せぬ失敗**からは，特に多くのことを学べます。思いがけない要因が関連しているから，振り返ることがより重要です。これらを経験した場合には，経験学習モデルのサイクルを必ず回しましょう。

SMART なゴール設定
スマート

　リハビリテーション・栄養・口腔管理でゴールを設定するときは，SMART(**Specific：具体的**，**Measurable：測定可能**，**Achievable：達成可能**，**Relevant：重要・切実**，**Time-bound：期間が明確**)の 5 項目すべてに該当するゴールになっているかを確認します(図 5-4)[2]。

　Specific は，ゴールの項目を具体的に明確にします。Measurable は，ゴールの項目を数字で測定できるものにします。改善・向上のような線ではなく，自立や見守りのような点にします。Achievable は，ゴールの項目を努力すれば実現できる範囲のものにします。ゴールは願望や夢ではありません。Relevant は，ゴールの項目を対象者の生活にとってより重要で切実なものにします。Time-bound は，ゴールの項目に期間を記載します。1 週間～1 か月程度の期間である短期ゴールと，1～6 か月程度の期間である長期ゴールの両者を設定してもよいです。期間がないものはゴールとはいえません。

　たとえばリハビリテーションのゴールの場合，ADL 改善では SMART なゴールとはいえません。「1 か月後に平行棒内での歩行が見守りで可能」というゴールであれば，比較的 SMART なゴールといえます。栄養のゴールの場合，栄養改善では SMART なゴー

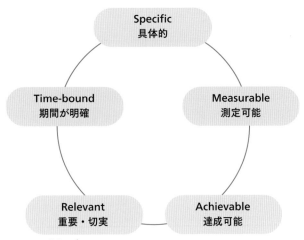

図 5-4 SMART なゴール
〔Doran GT：There's a SMART way to write management's goals and objectives. Management Review 70(11)：35-36, 1981 を基に作成〕

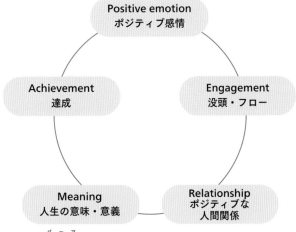

図 5-5 PERMA なゴール
〔Seligman ME：Flourish：A Visionary New Understanding of Happiness and Well-Being. Arita, New York, 2012 を基に作成〕

ルとはいえません。「1 か月で 1 kg の体重増加」であれば，比較的 SMART なゴールといえます。口腔管理の場合，口腔機能改善では SMART なゴールとはいえません。「2 か月後に義歯が完成して咬合支持（咬み合わせ）ができる」であれば，比較的 SMART なゴールといえます。

　SMART なゴールを設定すれば，**モニタリング**の際にゴールを達成できたかどうか，正確に振り返ることができます。経験学習モデルを上手に回すためにも，ゴールは SMART に設定します。

PERMA なゴール設定

PERMA とは，**Positive emotion**（ポジティブ感情），**Engagement**（没頭・フロー），**Relationship**（ポジティブな人間関係），**Meaning**（人生の意味・意義），**Achievement**（達成）の単語の頭文字をとったものです。ポジティブ心理学の創始者であるマーティン・セリグマン（Martin Seligman）が，ウェルビーイングを構成する5つの要素をまとめたものです（図5-5）[3]。ウェルビーイングとは心身や社会面が満たされた状態です。

ポジティブ感情では，特に感謝の気持ちが重要です。ポジティブ感情を増やすには，感謝の気持ちを示す，他人に親切にする，ポジティブなことを思い出す，楽しく夢中になれることをする，目標を目指して努力する，新しい経験を積む，自分の強みを活かす，他人との絆をつくるなどがあります。エンゲージメントとは，時間を忘れて夢中になったり集中したりできる何かに，自分自身の意識を忘れて没頭，没入することです。ポジティブな人間関係は，ウェルビーイングに良好な影響を与えるだけでなく，寿命が長い傾向があります。人生の意味や意義は重要ですが，何に人生の意味や意義を感じるかは，人によって異なります。どんな活動でも，達成感を得ることは重要です。

PERMA の項目をより多く満たすゴールを設定して達成できれば，**よりよい人生**につながりますので，PERMA なゴール設定も重要です。

文献

1) Kolb DA：Experiential Learning：Experience as the Source of Learning and Development. Prentice-Hall, Englewood Cliffs, 1984
2) Doran GT：There's a SMART way to write management's goals and objectives. Management Review 70(11)：35-36, 1981
3) Seligman ME：Flourish：A Visionary New Understanding of Happiness and Well-Being. Arita, New York, 2012

2 リハビリテーション介入と ゴール設定・モニタリング項目

リハビリテーション介入

　リハビリテーション介入は，要介護高齢者の生活の質(QOL)を確保するうえで必要な介入の1つです。要介護高齢者のリハビリテーションでは，対象者の疾病，全身状態，栄養状態，日常生活活動(ADL)などを多面的に評価し，有害事象に留意したうえで，対象者に適したリハビリテーションを選択します(表5-2)。

　ADL が低下した要介護高齢者の場合，リハビリテーション介入による効果が得られにくいと思われがちです。しかし，適切なリハビリテーション介入は，一部の筋力や身体機能を維持・改善することが研究結果から明らかになっています[1, 2]。また，必ずしも筋力や身体機能を改善させることだけがリハビリテーション介入の本質ではありません。対象者によっては，座位などの離床を促すだけでも呼吸機能や体幹機能を維持することができ，褥瘡の発症を予防することにもつながります。対象者に応じたゴール設定を行うことで，QOL を改善し，介護負担の軽減につながる可能性があります。

　筋力増強運動は，国際生活機能分類(ICF)(➡ **21 頁**，図3-1)の「活動」や「参加」を支える代表的なリハビリテーション介入の1つです。身体には多くの筋肉が存在しますが，**抗重力筋**は姿勢を保持するうえで重要な役割を担っています(図5-6)。なかでも**大腰筋**や**大腿四頭筋**，**大臀筋**や**下腿三頭筋**などの下肢の筋肉は，歩行や立ち上がりなどの移動にかかわる重要な筋肉であり，筋力増強運動を優先的に行うことが推奨されています(図5-7)。筋力増強運動の負荷は有害事象に留意して低い負荷から開始し，徐々に負荷を上げていきます。

　日常生活を模擬した運動は，要介護高齢者にとって効果的な場合があります。たとえ

表 5-2 要介護高齢者のリハビリテーション介入の留意点

- 多職種が連携し，対象者に応じた適切な方法や負荷で実施する
- 全身状態や ADL によっては，短時間・複数回の離床でも十分な活動になる
- 特にリハビリテーション介入を開始した直後の期間は，活動や運動による疲労度を細かく確認する
- リハビリテーションを行うことで，日中の身体活動量を低下させないよう留意する
- 活動や運動に伴う有害事象(痛みや怪我など)の予防に留意する
- 低栄養状態や栄養摂取量が少ない場合は，活動や運動による体重減少や栄養状態の悪化に留意する
- 栄養療法と運動療法を併用する場合は，下痢などの有害事象に留意する

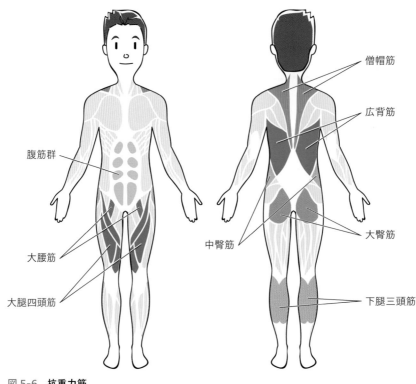

図 5-6　抗重力筋

僧帽筋
広背筋
大臀筋
中臀筋
下腿三頭筋
腹筋群
大腰筋
大腿四頭筋

ば，立ち座り練習は日常生活を模擬した代表的な運動の 1 つで，大腿四頭筋や大臀筋などさまざまな筋肉を連動させて行うため，より多くの筋肉を鍛えることができます（図 5-8）。机などの家具につかまりながら行うことで，負荷を調整しながら安全に運動を実施できます。また，立位でのサイドステップ運動は，左右方向へのバランス運動にもなります。

　このように，筋力増強運動に加え，日常生活を模擬した運動やバランス運動を組み合わせて行う運動（**マルチコンポーネント運動**）が，要介護高齢者の活動や参加を維持・改善するうえでより直接的な効果があることが明らかになっています。

ゴール設定

　ゴール設定は，適切なリハビリテーション介入を行ううえで必要不可欠です。ゴール設定の見直しを定期的に行うことで，漫然とリハビリテーションを継続することを防ぎ，適切なリハビリテーション介入を選択することができます。ゴールは，ICF の「活動」や「参加」に重きを置きます。いくら検査所見や身体所見が改善しても，ADL やQOL によい影響がなければ，対象者にとって QOL を維持・改善したとはいえません。

　ゴール設定は，SMART（Specific：具体的, Measurable：測定可能, Achievable：達成可能, Relevant：重要・切実, Time-bound：期間が明確）に行います。たとえば，「1 か月後に歩行自立」では不十分であり，「1 か月後に歩行器を使用して屋内平地歩行自立」などのゴー

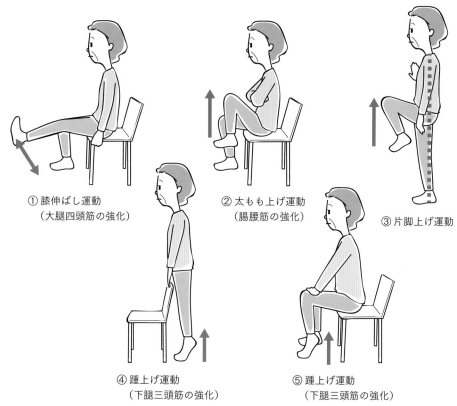

① 膝伸ばし運動
（大腿四頭筋の強化）

② 太もも上げ運動
（腸腰筋の強化）

③ 片脚上げ運動

④ 踵上げ運動
（下腿三頭筋の強化）

⑤ 踵上げ運動
（下腿三頭筋の強化）

図 5-7　下肢の抗重力筋の筋力増強運動

まずは，①～⑤を各 8～10 回を 1 セットとし，1 日 2～3 セットを目標にしましょう。ADL に応じて，座位や立位を選択します。立って行うことで，バランス運動にもなります。

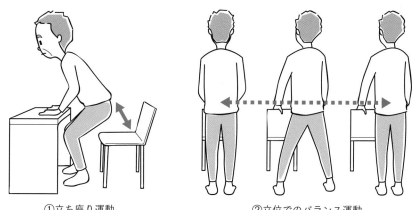

①立ち座り運動
（大腿四頭筋，大臀筋の強化）

②立位でのバランス運動

図 5-8　日常生活を模擬した運動

① 立ち座り運動。主に太ももやお尻の筋力増強運動になり，バランス運動も兼ねています。机などの安定した家具につかまって行うことで，負荷を軽減し，安全に実施することもできます。
② 両サイドへのステップ運動。まず，右足を開き，その後左足をそろえます。その後，左足を開き，右足をそろえます。これを繰り返すことで，バランス運動になります。

表 5-3　SMART なゴール設定の例

SMART ではないゴール設定	SMART なゴール設定
歩行自立	●ピックアップ型歩行器を使用して屋内平地歩行自立 ●手すりを使用して自室からトイレまで歩行自立
立ち上がり動作が可能	●自宅のベッド柵を使用して軽介助で立ち上がり可能となり，安全にポータブルトイレに移乗できる
外出可能	●家族に送迎してもらい週 1 回のデイサービスに参加できる ●長男夫婦と孫と車椅子で近くのショッピングセンターまで外出できる

表 5-4　モニタリング項目と評価指標

評価する項目	評価指標
ADL	バーセルインデックス(BI ➡ **22 頁**，表 3-1)，機能的自立度評価法(FIM™ ➡ **23 頁**，表 3-2)
IADL	老研式活動能力指標(➡ **24 頁**，表 3-3)，ロートン(Lawton)の IADL スケール
AADL	Advanced activities of daily living scale(➡ **25 頁**，表 3-4)
筋力	下肢筋力(主に抗重力筋)，上肢筋，握力(➡ **26 頁**，図 3-2)
身体機能	5 回立ち上がりテスト(➡ **27 頁**，図 3-4)，歩行速度，バランステスト
骨格筋量	下腿周囲長(➡ **27 頁**，図 3-3)，生体電気インピーダンス法(体組成測定)
関節可動域	肩関節，肘関節，股関節，膝関節，足関節などの大関節

ルを設定します(表 5-3)。ゴール設定の期間は対象者により異なりますが，短期目標を1 か月，長期目標を 3 か月程度とすることが多いと考えられます。

モニタリング項目

モニタリング項目を明確にし，定期的に評価することで，適切なゴール設定やリハビリテーション介入につなげることができます。モニタリング項目には，それぞれに応じた評価方法があります(表 5-4)。すべての評価を 1 つの専門職が担うことは困難なので，リハビリテーション介入のモニタリング項目は，理学療法士や作業療法士などの専門職と連携して評価を行うことが推奨されます。

リハビリテーション介入の代表的なモニタリング項目に，**筋力**や**骨格筋量**，**身体機能**が挙げられます。筋力は「加齢のバイオマーカー」とも呼ばれており，骨格筋量と比較して加齢の影響を受けやすいとされています[3]。なかでも握力は，簡便に測定できることから，モニタリング項目として頻繁に用いられています。また，筋力や身体機能は，リハビリテーション介入による筋力改善や ADL の変化を鋭敏に反映しますが，骨格筋量は改善までに長期間を要することがわかっています(図 5-9)[4]。それぞれの指標の特徴を理解したうえで，評価や測定を行うことが重要です。

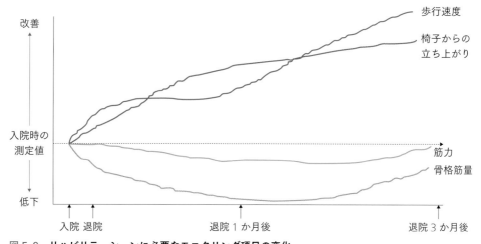

図 5-9　**リハビリテーションに必要なモニタリング項目の変化**
〔Aarden JJ, Reijnierse EM, van der Schaaf M, et al：Longitudinal Changes in Muscle Mass, Muscle Strength, and Physical Performance in Acutely Hospitalized Older Adults. J Am Med Dir Assoc 22(4)：839-845, e1, 2021 より〕

文献

1) Oesen S, Halper B, Hofmann M, et al：Effects of elastic band resistance training and nutritional supplementation on physical performance of institutionalised elderly-A randomized controlled trial. Exp Gerontol 72：99-108, 2015

2) Trabal J, Forga M, Leyes P, et al：Effects of free leucine supplementation and resistance training on muscle strength and functional status in older adults：A randomized controlled trial. Clin Interv Aging 10：713-723, 2015

3) Goodpaster B, Park S, Harris T, et al：The loss of skeletal muscle strength, mass, and quality in older adults：the health, aging and body composition study. J Gerontol A Biol Sci Med Sci 61(10)：1059-1064, 2006

4) Aarden JJ, Reijnierse EM, van der Schaaf M, et al：Longitudinal Changes in Muscle Mass, Muscle Strength, and Physical Performance in Acutely Hospitalized Older Adults. J Am Med Dir Assoc 22(4)：839-845, e1, 2021

3

栄養状態への介入と
ゴール設定・モニタリング項目

　対象者の栄養状態を栄養介入(栄養ケア計画)によって改善することで，生活機能が向上する可能性があります。このことからも，治療効果や生活の質(QOL)の向上，苦痛の緩和など，肉体的・精神的におかれている現状に対し，よりよい方向を目指して栄養ケア計画を作成することが大切です。

　栄養介入時の対象者の病態だけでなく，対象者や家族のライフスタイルとともに対象者の希望や生活状況などを考慮して，長期・短期の時間軸でプランを立てることが大切です(表 5-5)。

栄養状態への介入

　栄養介入(栄養ケア計画)は，栄養補給(必要栄養素量，補給法)，多職種との連携で行うケアについても含みます。栄養ケア計画の作成にあたっては，対象者の情報(自覚症状や意欲，現病歴，既往歴，家族歴，生活歴，現病の経過など)を収集し，栄養評価を行い，ゴール設定を考慮して，必要栄養量の設定，栄養補給法を選択します。栄養介入後は，目標の達成度を確認し，状況によっては目標の見直しを行います。

▌必要栄養量の設定[1]

　必要栄養量は，体重，体格指数(BMI)，体重変化，筋肉量，体脂肪量などの身体測定値，血液検査値，栄養食事調査の結果などから栄養アセスメントを行い，必要栄養量を設定します。また，リハビリテーションの負荷や活動量に応じて，必要なエネルギー量や栄養素を調整することが，筋力・持久力の向上および ADL の維持・改善に有用といわれています。口腔や嚥下機能を適切に評価することで，食形態や食事摂取の方法の見直し，および経口摂取の維持につながります。

表 5-5　**長期目標・短期目標の考え方**

- **長期目標**：栄養ケアのゴールを設定する(3 か月)
  例)体重 5 kg 増加，屋外歩行自立
- **短期目標**：実現可能な範囲で優先順位の高いものから設定する(1 か月)
  例)体重 2 kg 増加，トイレ動作自立

▌エネルギー必要量

エネルギーの必要量は，総消費エネルギー量相当のエネルギー量を求めます。しかし，「エネルギー投与量＝エネルギー消費量」では，現体重を維持するだけです。たとえば，1か月1kgの体重増加を目指す場合などは，エネルギー消費量を乗じるだけでは，エネルギー投与量は不足してしまいます。30日間で1kgの体重増加を目標とする場合には，体重1kgあたりの貯蔵エネルギーは約7,500kcalであることから，7,500kcal÷30日＝250kcalとなり，その分をエネルギー蓄積量としてエネルギー消費量に上乗せして考えます。しかし，高齢者の体重を1kg増加させるためには，8,800〜26,200kcalが必要といわれていますし，サルコペニアを有する場合は，「標準体重」あたり35kcal/日程度の栄養管理を実施すると改善するとの報告があります[2]。そのため，エネルギー量の設定にあたっては，個々の活動状態や目標に応じてモニタリングによる再評価を行い，必要に応じて増減します。

・エネルギー消費量の算出方法

総エネルギー消費量(total energy expenditure；TEE)または，簡易式で求めることができます。

性別，体重，身長，年齢の因子を用いて，ハリス–ベネディクト(Harris-Benedict)の式(表5-6)を用いて，基礎エネルギー消費量(basal energy expenditure；BEE)を算出[3]し，活動量「活動係数(activity factor；AF)」や病態によるエネルギー代謝「ストレス係数(stress factor；SF)」(表5-7)を乗じて，次の計算式から求めることができます。

表5-6　ハリス–ベネディクト(Harris-Benedict)の基礎エネルギー消費量（kcal/日）の算定式

- 男性 BEE* ＝66.47＋13.75×(体重kg)＋5.00×(身長cm)−6.76×(年齢)
- 女性 BEE ＝655.10＋9.56×(体重kg)＋1.84×(身長cm)−4.68×(年齢)

* BEE：基礎エネルギー消費量(basal energy expenditure)

表5-7　活動係数とストレス係数

活動係数(activity factor；AF)	ストレス係数(stress factor；SF)
● 寝たきり(意識障害，JCS* 2〜3桁)：1.0	● 飢餓状態：0.6〜1.0
● 寝たきり(意識障害，JCS 1桁)：1.1	● 術後3日間：1.1〜1.8(手術の侵襲度による)
● ベッド上安静：1.2	● 骨折：1.1〜1.3
● ベッドサイドリハビリテーション：1.2	● 褥瘡：1.1〜1.6
● ベッド外活動：1.3	● 感染症：1.1〜1.5
● 機能訓練室でのリハビリテーション：1.3〜2.0	● 臓器障害：1臓器につき0.2追加(上限2.0)
● 軽労働：1.5	● 熱傷：1.2〜2.0(深達度と面積による)
● 中〜重労働：1.7〜2.0	● 発熱：1℃上昇ごとに0.13追加

* JCS：ジャパン・コーマ・スケール(➡ **53**頁，表3-14)

表 5-8　エネルギー消費量の簡易式（kcal/日）

標準体重を基準とした推定エネルギー消費量（kcal/日）
　1 日の適正なエネルギー量（kcal）＝標準体重（kg）×25～30（kcal）
　※標準体重の求め方：標準体重（kg）＝身長（m）×身長（m）×22

総エネルギー消費量（total energy expenditure；TEE）
＝基礎エネルギー（BEE）×活動係数（AF）×ストレス係数（SF）

　このとき，もし現在の体重が不明の場合は，標準体重で計算します。

　また，簡易的に体重あたり 25～30 kcal を基準とするエネルギー量の算出方法もあります（表 5-8）。この場合は，活動量や疾患などに応じて増減が必要です。

▌たんぱく質必要量の算出方法

　たんぱく質は，骨格筋，内臓など組織構成タンパク，また，ホルモンや酵素など機能性タンパクとして生命活動の維持に必須の栄養素です。摂取量が不足すると，筋タンパクが分解されるので，不足のないように注意します。

　「日本人の食事摂取基準（2020 年版）」における高齢期のたんぱく質の推奨量は，男性で 60～65 g/日，女性では 50 g/日に設定されています。一方で，「サルコペニア診療ガイドライン 2017 年版」では，栄養・食事でサルコペニアの発症を予防・抑制するには，適正体重 1 kg あたり 1.0 g 以上のたんぱく質摂取が有効であるとされています。また，低栄養やそのリスクがある高齢者のたんぱく質の必要量は，筋肉量と筋力を維持するために，少なくとも現体重 1 kg あたり 1.2～1.5 g の摂取が推奨されています[4]。しかし，腎機能障害や腎不全を認める場合は，過剰なたんぱく質の投与により腎機能が悪化することもありますので，腎機能に配慮しながらたんぱく質の必要量を検討することが推奨されています。

ゴール設定

　栄養ケアの実施においては，**最終ゴールとなる長期目標や，実現可能な範囲で優先順位の高いものから短期目標を設定します**。ゴールを明確に定めて栄養介入を行うことで，対象者の生活機能や QOL の向上につながります。栄養に関連する長期的ゴールは，単に食事摂取量や体重，筋肉量だけでなく，筋力や身体機能，嚥下機能，ADL，QOL，参加も含みます。特に重要なゴールは，生活機能や QOL です[5]。

　また，ゴール設定を行う際は，「仮説思考」と「SMART」の原則に従うことが有用です（➡ 84 頁）。仮説思考とは，現在の情報から問題の原因と解決策を推論し，行動に移す思考方法です。仮説の構築と検証のサイクルを繰り返すことにより，真の結論にたどり着きます。また，ゴール設定は，アセスメントや診断を行った結果をもとに，介入の目的や目標を明確にしていく必要があります。ゴール設定を行ううえで重要な項目をまとめたものに SMART の原則があります（図 5-10）。SMART は，優れたゴールが満たすべき条件を表す単語の頭文字を組み合わせた言葉で，これに則って SMART なゴールを設

S	M	A	R	T
Specific	Measurable	Achievable	Relevant	Time-bound
具体的	測定可能	達成可能	重要・切実	期間が明確

SMART なゴール例

- 2週間後に，食事＋ONS で，1,800 kcal 摂取が可能になる

T：期間が明確	S：具体的	M：測定可能	A：達成可能
			R：重要・切実

- 1か月後に，食事＋ONS の摂取で，体重が1kg 増加する

T：期間が明確	S：具体的	M：測定可能	A：達成可能
			R：重要・切実

不適当なゴール例

- 栄養状態の改善　◀── SMART のすべてが不明確
- 体重の増加　◀── SMART のすべてが不明確
- 1か月で体重が5kg 増加　◀── 達成不可能なゴール

図 5-10　**SMART の原則とゴール設定**

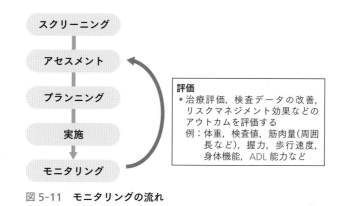

図 5-11　**モニタリングの流れ**

定することで，ゴール達成に必要なことが明確になります。

モニタリング項目（図5-11）

　体重変動によるエネルギー出納バランスの評価や，筋肉量・筋力・身体機能の変化など，対象者に合わせて適宜モニタリングを行います。ゴール設定で決めた目標を達成できているか，達成できていなければなぜ達成できなかったのかを考えていきます。**モニタリングを行っていくうえで大切なことは，5W1H（誰が，いつ，何を，どこで，どのように，なぜ）を決めておくことです**。栄養のゴールを達成したのかだけでなく，リハビリテーションのゴールの達成や生活機能の改善状況についてもモニタリングをします。また，1週間で3kg 以上など急速に大幅な体重の増減を認めた場合には，体重測定のミスや骨格筋や体脂肪の変化ではなく，浮腫や胸水，腹水などの水分量の変化である可能性があるため，全身状態をモニタリングする必要があります。

　栄養素摂取の過不足の有無と原因のモニタリングも重要です。栄養素の不足状態は，低栄養や栄養素の不足状態に起因するさまざまな身体症状を引き起こします。栄養素の

不足状態に陥る要因には，① 本人の食事量の低下または偏りにより不足する場合，② 下痢や消化管の吸収障害などにより，摂取量は維持できているが，体内での需要や排泄が増大し不足する場合，③ 不随意運動や機能訓練のやり過ぎなどでエネルギー消費の亢進により不足する場合，④ 経腸栄養や静脈栄養を投与している対象者で，栄養投与量が不十分な場合，などがあります。また，エネルギー摂取量を増やしたことで，高血糖，脂質異常症，脂肪肝，腎障害，電解質異常を認めることがあるので，栄養素の過剰摂取についても適宜モニタリングが必要です。

文献

1) Mathewson SL, Azevedo PS, Gordon AL, et al：Overcoming protein-energy malnutrition in older adults in the residential care setting：A narrative review of causes and interventions. Ageing Res Rev 70：101401, 2021
2) Fujishima I, Fujiu-Kurachi M, Arai H, et al：Sarcopenia and dysphagia：Position paper by four professional organizations. Geriatr Gerontol Int 19(2)：91-97, 2019
3) Harris JA, Benedict FG：A Biometric Study of Human Basal Metabolism. Proc Natl Acad Sci U S A 4 (12)：370-373, 1918
4) Deutz NEP, Bauer JM, Barazzoni R, et al：Protein intake and exercise for optimal muscle function with aging：recommendations from the ESPEN Expert Group. Clin Nutr 33(6)：929-936, 2014
5) 藤原　大：【リハビリテーション栄養 2.0—リハ栄養の新たな定義とリハ栄養ケアプロセス】リハビリテーション栄養ゴール設定. リハビリテーション栄養 1(1)：80-85, 2017

口腔機能への介入と
ゴール設定・モニタリング項目

口腔機能への介入

口腔機能への介入の前に，**第一に口腔衛生状態を良好に保ち，口腔内の細菌が原因と
なって起こる誤嚥性肺炎を予防することが大切です。**加齢に伴い歯周病やう蝕の進行，
歯の欠損などがみられ，口腔の状態が変化するため，適切な清掃道具を用いた口腔清掃
が必要です。

要介護高齢者は自分自身で口腔清掃ができる場合もあれば，介助が必要な場合もあり
ます。認知機能の低下や手の麻痺などで口腔清掃が難しい場合や，要介護高齢者自身で
の口腔管理では不十分な場合には，介護者が日常の口腔管理をすることが望ましいで
す。介護者が口腔の状態を把握することで，ささいな変化に気づくことにもつながりま
す。

**口腔機能への介入は，口腔機能を維持・向上し，食や生活の QOL を向上させること
が大切です。**口腔機能は全身機能と関連し，全身の筋力低下や機能低下が口腔の問題に
つながることがあります。また要介護高齢者は，通院ができないために口腔の問題を我
慢したり，放置していることがあります。口腔の問題により食事がうまくとれなくなる
と，栄養状態の悪化にもつながります。一般的な歯科治療全般は居宅や施設への訪問診
療で対応が可能です。歯科専門職による口腔の評価に基づいて介入目的を明確にすると
よいでしょう。

ゴール設定

優先すべき目的とゴール設定は，要介護高齢者の自立度や全身状態によって変化しま
す。たとえば，経口摂取をしていない要介護高齢者の場合は，口腔内が不潔になりやす
いので，まずは口腔衛生状態を改善することが優先されます(短期ゴール)。日常の口腔
清掃が十分にできるようになった段階で，経口摂取の再開を目指すのであれば，口腔機
能の向上がゴール設定に加わります(長期ゴール)。

口腔機能に関しては，口腔の運動や筋力向上など，口腔機能訓練により機能向上が見
込めるものと，義歯の作製のように歯科治療が必要になる場合があります。歯科治療が
困難な場合には，「義歯を装着して咬み合わせを回復する」というゴール設定ができない

表 5-9　ゴール設定の例

SMART ではないゴール設定	SMART なゴール設定
口腔内を清潔にする	口腔ケア方法を統一し，どの職員でも同じレベルでの口腔清掃ができる 1 か月後に OHAT*の合計スコアを 2 点にする
口腔機能を向上する	3 か月で舌圧 15 kPa を目指し，ペースト状の食事からムース食へ食形態をアップする
義歯を作製する	義歯を作製し奥歯の咬み合わせを改善する 咀嚼が必要な食品が食べられるようになる

* OHAT(➡ **38 頁**，図 3-9)

こともあるため，状況に応じて柔軟に対応する必要があります。

　口腔に関するゴール設定は，「口腔内を清潔に保つ」「口腔機能訓練を行う」のように介入自体が目的になりがちです。介入によって何を目指すのかを明確にするとよいでしょう。表 5-9 に SMART なゴール設定の例を示します。

モニタリング項目

口腔状態の評価

　口腔の痛みや歯肉の腫れ，出血などは自覚症状がある場合が多いですが，歯肉や粘膜の傷，義歯の不適合などは本人からの訴えがない場合もあります。そのため，介助者や歯科専門職による口腔内の確認が必要です。他にも，口角にひび割れがないか，舌の湿潤状態や舌苔の付着，粘膜が赤くなっていないか，傷の有無，残存歯の状態(う蝕，歯が折れている，欠けている，すり減っている，歯根だけが残っている，歯がぐらついている)，口腔清掃状態〔食渣，歯石，歯垢(プラーク)，口臭の有無〕を確認します(図 5-12, 13)。

　口腔の状態は Oral Health Assessment Tool(OHAT)で評価します(➡ **38 頁**，図 3-9)。8 項目のうちいずれかの項目が 2 点(病的)，もしくは，残存歯，義歯，口腔清掃の項目が 1 点以上の場合は，歯科に依頼することが望ましいです。OHAT はまず口腔ケア初日に評価し，その後はケア開始から定期的に行います。また，舌苔の付着は Tongue Coating Index(TCI)が 50％未満を目標とします(➡ **39 頁**，図 3-10)。それぞれ月に 1 回のモニタリングが望ましいです。

　口腔の状態をスコア化することで，口腔ケアの質を高めます。また，看護師や介護施設の職員，家族が口腔清掃方法の教育を受けると，要介護高齢者の口腔衛生状態が改善することが報告されています[1, 2]。口腔清掃の方法や使用する器具についての知識を得ることにより，口腔清掃の効率化につながります。

　歯が痛む，義歯が合わない，などの口腔の問題が要因となり，食事摂取量が減少し，体重減少につながることがあります。口腔によく適合した義歯を使用していたとしても，加齢による口腔周囲の筋力低下や機能低下により，咀嚼や嚥下がうまくいかないということも起こります。そのため，日常生活のなかでの口腔のモニタリングとして，食事の状況も確認します。低栄養は全身の筋肉量・筋力・機能の低下につながるため，適

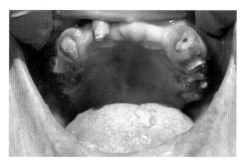

図 5-12　要介護高齢者の口腔内

残根が多く，周りの歯肉が赤く腫れています。また，舌の機能が低下し舌苔が厚く付着しています。

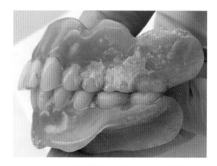

図 5-13　歯石が沈着し汚れている義歯

切に栄養摂取を行うためにも，栄養摂取の妨げとなっている口腔内の原因を取り除く必要があります。食事のモニタリングは，栄養摂取のモニタリング頻度に準じます。

▌ 口腔機能の評価

　口腔機能を数値化して評価することで，介入後の変化を把握しやすくなります。要介護高齢者の介護度や認知機能により測定が実施できない場合には，食事の際に食べ物が上顎や舌に貼りついて残る，舌苔が厚く付着しているなど，日常生活で観察可能な項目から包括的に評価するとよいでしょう。

　全身の筋肉量・筋力は口腔の筋肉量・筋力と相関があるため，全身状態が変化したときには口腔機能の変化にも注意する必要があります。また，要介護高齢者に高エネルギー食の提供とともに口腔機能訓練を行うと，栄養管理のみを行う場合よりも栄養状態をより改善させる効果があることが報告されています[3]。要介護高齢者の口腔機能をモニタリングする際には，生活機能や栄養管理も考慮したうえで評価する視点も求められます。

① 舌圧測定

　舌圧とは舌の筋力のことです。舌は食べ物の押しつぶしや，咀嚼するために食べ物を奥歯に乗せる，さらに咀嚼したものを口の中でまとめて咽頭に送るという，食事の一連の運動に深くかかわります。そのため舌の筋力維持および強化は大変重要です。

　舌圧の測定方法は，舌圧プローブを口腔内に挿入し，硬質リングを前歯で軽く咬んだ状態で舌と上顎でバルーンを押しつぶし，最大舌圧を記録します(図 5-14)。基準値は 30 kPa 以上です。20 kPa 未満になると，むせや食べこぼし，口の中に食べ物が残りやすいなどの舌機能の低下が疑われるため，舌圧は食形態を決定する際の指標にもなります。常食や一口大食を摂取するには舌圧 20 kPa 以上，きざみ食や，舌での押しつぶしが必要なムース食，ゼリー食を摂取するには舌圧 10 kPa 以上を目標とします[4]。3〜6 か月に 1 回のモニタリングが望ましいです。

② ぺこぱんだ

　舌の筋力を強化するために開発された自主訓練用トレーニング用具です(図 5-15)。先

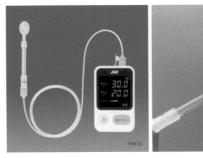
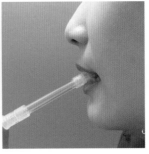

図 5-14　**舌圧測定**
左：舌圧測定器(TPM-02E，ジェイ・エム・エス社)
右：プローブを舌で押しつぶしているところ。

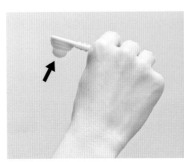
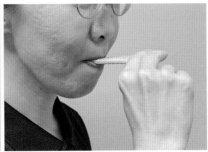

図 5-15　**ペコぱんだ(ジェイ・エム・エス社)**
舌の筋力を強化するために開発された自主訓練用トレーニング用具。
左：凸部(矢印)を舌のほうに向けます。
右：口の中に入れ，舌で凸部を繰り返し押しつぶします。

端の凸部を舌の上に置き，前歯で軽く咬み位置を決め，舌で繰り返し訓練部を押し上げてつぶします。訓練部の硬さが 6 段階あり，舌圧の強さに合わせて選択します。舌圧の測定が困難な場合には，どの硬さのペコぱんだが押しつぶせるかを参考にします。

③ オーラルディアドコキネシス

　口腔運動の速度や協調性を評価します。「パ」は口唇の動き，「タ」は舌前方の動き，「カ」は舌後方の動きを示します。基準値は，それぞれの音について 1 秒あたりの発音回数が 6 回以上です(➡ **39 頁**)。

　オーラルディアドコキネシスが低下すると，発音が不明瞭となるだけでなく，固形物を食べる際に，口から喉に送り込んで飲み込むまでの時間が延長するとされています[5]。また，「カ」の発音回数は舌苔の付着量と相関があり，発音回数が少ないと舌苔の付着量が多くなります[6]。基準値を超えることが望ましいですが，前回の数値よりも低下している場合には，食事時間の延長や口腔衛生状態の悪化がないか注意しましょう。3〜6 か月に 1 回のモニタリングを実施し，特に「タ」と「カ」が低下している場合には舌の筋力を向上させる訓練が効果的です。

文献

1) Kuo YW, Yen M, Fetzer S, et al：Effect of family caregiver oral care training on stroke survivor oral and respiratory health in Taiwan：a randomised controlled trial. Community Dent Health 32(3)：137-142, 2015

2) Peltola P, Vehkalahti MM, Simoila R, et al：Effects of 11-month interventions on oral cleanliness among the long-term hospitalised elderly. Gerodontology 24(1)：14-21, 2007

3) Kikutani T, Enomoto R, Tamura F, et al：Effects of oral functional training for nutritional improvement in Japanese older people requiring long-term care. Gerodontology 23(2)：93-98, 2006

4) 田中陽子，中野優子，横尾　円，ほか：入院患者および高齢者福祉施設入所者を対象とした食事形態と舌圧，握力および歩行能力の関連について．日摂食嚥下リハ会誌 19(1)：52-62, 2015

5) Shimosaka M, Fujii W, Kakinoki Y, et al：Prolongation of Oral Phase for Initial Swallow of Solid Food is Associated with Oral Diadochokinesis Deterioration in Nursing Home Residents in Japan：A Cross-Sectional Study. JAR Life 9：3-8, 2020

6) Kikutani T, Tamura F, Nishiwaki K, et al：The degree of tongue-coating reflects lingual motor function in the elderly. Gerodontology 26(4)：291-296, 2009

5

食べる機能への介入と
ゴール設定・モニタリング項目

食べる機能と介護の関連性

食べる機能は基本的な日常生活活動(ADL)の1つとして，高齢者にとって特に重要です。食べる行為は単に栄養を摂取するだけでなく，生活の質(QOL)を高め，社会的・心理的な健康に寄与します。

高齢者の場合，多くは複数の疾患を抱えていることが多く，それが食べる機能にさまざまな影響を及ぼします。たとえば，摂食嚥下障害，認知機能の低下，低栄養，歯や口腔の健康問題などが該当します。このような問題が重なると，誤嚥，低栄養，孤立といったさらなる健康リスクを引き起こす可能性が高くなります。

介護者としては，高齢者が安全に，かつ楽しく食事ができる環境を提供することが求められます。そのためには，食べる機能の評価が不可欠であり，そのうえで適切な介入を計画・実施する必要があります。

食べる機能への介入

食べる機能への介入は，複合的な方法論が存在しています(表 5-10)。まず，摂食嚥下リハビリテーションは，摂食嚥下機能が低下している場合に実施します。大まかに分類すると，**食品を用いて直接嚥下のテクニックを指導する方法**と，**食品を用いずにトレーニングする方法**の2種類があります[1]。この2つによって，筋力や調整能力を高めることができます。例を挙げると，口や喉の筋力トレーニング(➡ **102 頁**，図 5-15)や嚥下時の姿勢調整(図 5-16)が該当します。口や喉のトレーニングには，さまざまな方法[2,3]があります(図 5-17)。さらに，多くの対象者が認知機能の低下や失語・高次脳機能障害を有しているため，精神面に配慮した介入も重要となります。まずは，状況を観察し対策を行うことが重要ですが，状況によっては医師，歯科医師の指示のもと，言語聴覚士などの専門家に評価を依頼することも重要です。

加えて，**食材の工夫および食品の物性調整**も重要な介入になります。具体的には，食材を軟らかくしたり，ペースト状に加工したり，ゼリー状で提供することで，嚥下が容易になる場合があります。このような工夫は，特に高齢者や摂食嚥下障害を抱える人々にとって，有効な手段です。この食品の物性調整は，専門的な知識も必要になるので，

表 5-10　介入策とその効果の評価方法

	具体的な介入	説明
摂食嚥下リハビリテーション	食事の方法を修正する	● 口腔内に食事がなくても複数回の嚥下を促す ● 介助の際には，違う形状の食品を順番に提供する ● 飲み込んだことを確認して，ゆっくり食事の介助を行う，など
	嚥下反射に対する介入	● 食材を変更する ● 増粘剤を使用する ● 姿勢を変更する ● 嚥下反射が出やすくなる嚥下訓練を行う
	口や喉の筋力トレーニング	● 口や喉を中心に筋力トレーニングを行う
	嚥下時の姿勢調整	● 嚥下が容易な姿勢を探るために，座位やリクライニング位の角度を調整する
食材の工夫	軟らかい食材	● 食材を軟らかいものへと調整する
	ペースト状食品 ゼリー状食品	● 食材をペースト状にする ● ゼリーを作製する ● 市販の製品を使用する
	増粘剤の使用	● 液体には増粘剤を使用する
環境調整	対象者の負担の軽減	● 食事への心的ストレスを軽減する ● 嚥下時の安全性を高める
	食器の選定	● 食器(スプーンやフォーク)や皿の形状，重さ，深さを選定し，嚥下によい影響を与える

「日本摂食嚥下リハビリテーション学会嚥下調整食分類 2021」[4)]にて詳細な情報を確認することが重要です。また，食事の環境調整も重要な要素です。座位の高さや角度，使用する食器の形状などが食べる機能に影響を与える可能性があるため，これらを適切に整えることで，より安全かつ効率的な食事が可能になります(図 5-18)。

　総じて，摂食嚥下リハビリテーション，食材の工夫，そして環境調整は，それぞれが密接に関連しており，総合的なアプローチが求められます。

ゴール設定

　食べる機能の改善を目指す際，ゴール設定は非常に重要なプロセスとなります。明確なゴールがあることで，介護の質が向上し，また，高齢者自身も取り組みに対するモチベーションが高まる場合があります。

　ゴール設定は一般的に SMART の原則に基づきます(➡ 86 頁)。ゴールは対象者によって異なりますが，高齢者が安全かつ効率的に食事をとることができるように設定されることが多いと思います。たとえば，SMART なゴール設定としては，摂食嚥下リハビリテーションにおけるゴールは，具体的な行動目標として「食事時間を現状から 10 分短縮し，1 か月以内に達成する」「栄養摂取量を 2 週間で現在よりも 15%向上させる」，そして「食事の楽しみ度を 3 か月後に自己評価で 7 点以上(10 点満点中)達成する」などに設定します。これらのゴールは明確で測定可能，達成可能であり，高齢者の嚥下機能の改

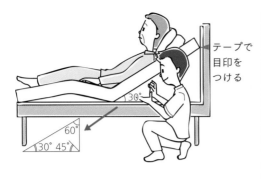

テープで目印をつける

嚥下時の姿勢調整は，誤嚥を防止するために非常に重要です。特に高齢者や介護が必要な人々において，誤嚥は肺炎やその他の呼吸器系の合併症を引き起こす可能性があり，場合によっては致命的な結果を招くこともあります。姿勢が不適切だと，喉頭と食道の間の調整がうまくいかず，食べ物や飲み物が気管に流れ込みやすくなります。

適切な姿勢によって，喉頭と食道の調整が容易になり，食べ物や飲み物が正確に食道に進む確率が高まります。一般的な推奨される姿勢としては，背筋を伸ばし，顎を少し下げることが多いですが，個々の症状や状態に応じて専門家の指導が必要です。また，テープなどで適切な位置の目印をつけておくことも重要です。

図 5-16　ベッド上での姿勢調整

〔弘中祥司：III-8　体幹角度調整　図III-8-1　体幹角度の測り方. 日本摂食嚥下リハビリテーション学会医療検討委員会，武原　格，山本弘子，高橋浩二，ほか：訓練法のまとめ（2014 版）. 日摂食嚥下リハ会誌 18（1）：86, 2014 より〕

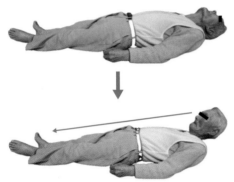

【具体的な方法】
①まず床に仰向けに寝ます。
②次に，足の指先が見える程度に頭を持ち上げますが，この際に肩が上がらないように注意します。
③頭を上げた状態で「1 分間挙上位を保持した後，1 分間休む」。これを 3 回繰り返します。
④頭を 1 回ずつ持ち上げたり，下げたりする動作を 30 回行います。
①～④を 1 日 3 回，6 週間続けます。

図 5-17　シャキアエクササイズ（Shaker exercise）

シャキアエクササイズは，喉（舌骨上筋群）の筋力を鍛えて，食道の入口が開きやすくすることを目的としています。
実際には高齢者に対して負荷が強いので，調整しながら実施します。言語聴覚士や摂食嚥下障害看護認定看護師などの専門家によるアドバイスを受けると，より適切に実施できると見込まれます。

〔Shaker R, Kern M, Bardan E, et al：Augmentation of deglutitive upper esophageal sphincter opening in the elderly by exercise. Am J Physiol 272（Gastrointest Liver Physiol 35）：G1518-G1522, 1997 より〕

善と QOL 向上に直接関連し，適切な期限内に設定するように配慮することが重要です。その他，重度の摂食嚥下障害に対する SMART なゴール設定の例として，「現在の経管栄養に頼る状態から脱し，4 週間以内にゼリー飲料などを 1 日 3 回，各 5 mL を口から摂取できるようにする」や「摂食嚥下リハビリテーションプログラムを用いて，8 週間以内に嚥下関連筋群（例：舌圧を 18 kPa から 25 kPa へと向上させる，など）や全身の筋力低下（例：座位保持に関連する筋力を 10％向上させる，など）を改善し，食事時間を 10 分以上延長し，食事量を増加させる」といった目標が考えられます。これらは具体的で測定可能，かつ実現可能であり，誤嚥リスクの低減や安全性の向上に関連する目標です。高すぎる目標設定は介護者・高齢者ともに精神的な負担になるので，現実的な目標設定を立てることを心がけましょう。

　ゴールに向かって訓練計画を立てる際には，評価の結果を詳細に確認する必要があり

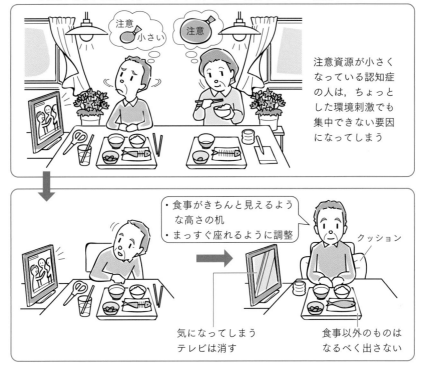

周囲の物事に注意が向いてしまうと，食事の行為そのものが混乱してしまう

注意
小さい

注意

注意資源が小さく
なっている認知症
の人は，ちょっと
した環境刺激でも
集中できない要因
になってしまう

・食事がきちんと見えるよう
　な高さの机
・まっすぐ座れるように調整

クッション

気になってしまう
テレビは消す

食事以外のものは
なるべく出さない

図 5-18　食事の際の条件を整える
注意力を維持するために，環境刺激（視聴覚刺激）を減らし，高齢者が食事に集中できる環
境を整えることが重要です。上図のように食事の際の条件を整えることで，食事を摂取す
る際のストレスが減少する可能性が高まります。
〔枝広あや子：認知症の人の「食べられない」「食べたくない」解決できるケア―食支援のアイデア集．pp108,
110, 日総研出版，2016 より〕

ます。その結果に基づいて，可能であれば専門家と協議を行い，個々のニーズに最も適
した訓練の計画を策定します。続いて，具体的な練習や調整が始まります。これには，
嚥下しやすい姿勢の取り方や食材選びなど，日常生活で即時に活用できるテクニックが
含まれます。

　ゴールの達成度は，摂食嚥下機能を評価することや，定期的な高齢者の体重と栄養状
態の確認などで測ります。特に食形態や，嚥下の容易さが改善されたかどうかをチェッ
クすることが重要です。

モニタリング項目

　高齢者の食事に対するケアは，その健康状態や QOL に深く関連しています。たとえ
ば，食事時間が延長すると，疲労や栄養摂取量の減少につながる可能性が高くなりま
す。このような問題は，食事が日常の大きな楽しみである高齢者において QOL を低下
させます。このため，高齢者を介護する際の食べる機能への介入は非常に重要で，適切
なモニタリングが求められます。高齢者の健康状態に直結するモニタリングの項目は多

表 5-11　摂食嚥下におけるモニタリング項目

チェック項目	評価指標	評価方法	介護者の行動
嚥下機能	食事時間	口腔内観察，専門家の評価	日常生活での観察，専門家への相談
	食事の安全性	日常的な観察，専門家の評価	高齢者の咳，むせを注意深く観察する
栄養摂取量	エネルギー摂取量	食事の記録	食事の量や種類を記録する
	食事内容の確認	食事の記録，血液検査	栄養バランスに注意する
食欲	食べる量，食事への興味	食事の記録，観察，インタビュー	医師や栄養士に相談
QOL	食事の楽しみ，食事のストレス	QOL調査，インタビュー	食事の雰囲気を整える，選択肢を提供する

数あると考えられていますが，その一部を表 5-11 に示します。

摂食嚥下機能

　まず，摂食嚥下機能に問題を抱えると誤嚥のリスクも高まり，最悪の場合，肺炎などの重大な合併症を引き起こす可能性があります。こうしたリスクを軽減するためには，日常的な口腔内観察や専門家による嚥下機能の評価が非常に重要です。食事時間の延長，疲労，さらには栄養摂取量の減少につながる可能性があるため，簡単な口腔内観察や専門家による評価が推奨されています。誤嚥のリスクが高いと，軽度の症状であっても時間とともに肺炎などの合併症を引き起こす可能性があるので，医師，言語聴覚士，看護師と連携し，定期的にモニタリングと評価を行うことが求められます。

　リハビリテーションにおける進捗は定期的に確認され，必要に応じて修正されます。さらに，1 か月後，3 か月後と全体的な進捗を評価し，修正します。このような綿密な訓練と評価プロセスを通じて，高齢者が摂食嚥下に関する問題を効果的に解決できるようサポートすることが重要です。これにより，栄養状態が改善され，食事に対するストレスも軽減する可能性が高まり，全体として QOL が向上すると考えられます。

栄養摂取量・QOL

　栄養面でも高齢者に特有の問題があります。高齢者は活動量が少ない一方で，食事量が減少しがちであり，低栄養のリスクも高まるため，摂取エネルギーと活動量のバランスが崩れやすくなります。どのような修正が必要かを判断するためには定期的に栄養評価をすることが大切です。

　また，心理的な側面から考えると，高齢者にとって食事は日常生活での重要な楽しみの 1 つと考えられます。安易な絶飲食は，その楽しみを奪ってしまうことがあります。理由が不明確な絶飲食は高齢者の嚥下機能，栄養不良，QOL の低下に直結するので，注意しましょう。しかしながら，介護者自身も，高齢者の食事の準備や食事摂取が困難になるとストレスを感じやすく，そのストレスが介護者の心理的健康にも影響を及ぼす

表 5-12　介入の修正と多職種連携

カテゴリ	内容
モニタリング	●定期的に食事時間・栄養摂取量を測定する
目標達成の評価	●測定した指標を用いて，事前に設定した目標に達しているか評価する
介入 1	●効果が不十分な場合，摂食嚥下リハビリテーションの内容や頻度を変更する
介入 2	●食材の硬さや大きさが問題であれば，さらに軟らかいものやペースト状の食品に変更する
介入 3	●座位の角度や食器の種類について再評価し，必要な場合は変更する
多職種連携	●多職種からなるチームによって介入を行う ●必要に応じて各専門家に相談する
情報共有	●定期的なミーティングや情報共有を実施する

可能性があります。したがって，目標設定は現実的な範囲で調整し，介護者の負担感も念頭に置いた対策が必要と考えられます。

　いずれにしても，高齢者の嚥下機能，栄養状態，そして QOL に関する評価とモニタリングは，介護の現場で非常に重要な要因と考えられます。これを怠ることなく，丁寧に取り組む必要があります。つまり，食べる機能を支援するためには，高齢者に焦点を当てた総合的なケアが必要と考えられます。

介入の修正と多職種連携

　介入の修正および調整には，定期的なモニタリングが不可欠です。たとえば，食事時間，栄養摂取量，QOL などの指標を用いて効果を測定した後，事前に設定した目標に達していない場合には，介入の修正が考慮されます（表 5-12）。たとえば，リハビリテーションの効果が不十分な場合，具体的な介入方法を変更することがあります。摂食嚥下トレーニングにおいては，強度や頻度を変更することがありますし，食品では食材の硬さや大きさが問題であれば，さらに軟らかいものやペースト状の食品に変更することも考慮されます。また，座位の角度や食器の種類についても再評価し，必要な場合は変更します。

　このような介入は，多職種からなるチームによって効果的に行われることが多いです。摂食嚥下については医師・歯科医師の指示のもと，言語聴覚士が専門的な評価を行いますし，管理栄養士は食材の選定や栄養バランスを考慮し，看護師や介護職員は日常生活における食事のサポートと安全確保に責任を持ちます。理学療法士や作業療法士は，座位や食器の選定，姿勢の改善，日常生活での食事スキルの向上などを担当します。一方で，医師は身体全体の健康状態を評価し，必要な医療処置や薬物療法を提案します。各専門家がそれぞれの視点とスキルを活かして協力することで，より包括的かつ効果的な介入が可能になります。専門家間のコミュニケーションが密であれば介入の調整や改善もスムーズに行えます。このため，定期的なミーティングや情報共有が必要と考えられます。

文献

1) 日本摂食嚥下リハビリテーション学会医療検討委員会，武原　格，山本弘子，高橋浩二，ほか：訓練法のまとめ（2014 版）．日摂食嚥下リハ会誌 18(1)：55-89, 2014

2) Yano J, Nagami S, Yokoyama T, et al：Effects of Tongue-Strengthening Self-Exercises in Healthy Older Adults：A Non-Randomized Controlled Trial. Dysphagia 36(5)：925-935, 2021

3) Shaker R, Kern M, Bardan E, et al：Augmentation of deglutitive upper esophageal sphincter opening in the elderly by exercise. Am J Physiol 272(Gastrointest Liver Physiol 35)：G1518-G1522, 1997

4) 日本摂食嚥下リハビリテーション学会　嚥下調整食委員会，栢下　淳，藤島一郎，藤谷順子，ほか：日本摂食嚥下リハビリテーション学会嚥下調整食分類 2021．日摂食嚥下リハ会誌 25(2)：135-149, 2021

認知機能への介入と
ゴール設定・モニタリング項目

認知機能低下に対する考え方と介入の注意点

　私たちはさまざまなことを考え，言葉として表現したり行動に移したりします。つまり，認知機能(高次脳機能)は人の行動の基礎となる機能であり，社会的な存在として生きていくために必要な機能です。このため，認知機能の低下は，個人の言動だけでなく，その周囲の人々にも多くの影響を及ぼします。認知機能が低下すると日常生活課題の遂行や社会活動の継続，新たな社会参加などが難しくなり，本人とその家族介護者にとって大きな問題となります。また，さまざまな治療やケアを実施する際に，最終的に日常生活が自立するか否かの決め手になるのは認知機能低下(高次脳機能障害)の有無と程度です[1]。このような認知機能の低下に対処したり，その進行を抑制するためには，効果的で個別化された介入が必要です。

　そのような介入を実施するためには，認知機能を詳細に評価することが必要です。評価により障害された機能を知ることはもちろんですが，保持された機能(残存機能)を明らかにすることも評価の大きな目的です。障害された機能の回復や障害された機能が影響を及ぼす日常生活の問題を解決するために，私たちはさまざまな介入やケアを行いますが，その際に残存している機能を用いて代償したり，残存している機能をさらに向上させることも欠かせません。このため，対象者が苦手としている機能はもちろんのこと，得意としている機能についても評価を実施します〔評価の詳細は第3章「認知機能の評価」(➡ **52頁**)を参照〕。

認知機能低下に対する介入・アプローチ

　認知機能低下に対する具体的な介入やアプローチは，手術療法・薬物療法・非薬物療法に分類されます。一般的に手術療法は"treatable dementia(治療可能な認知症)"と呼ばれる疾患で実施されます。水頭症に対するシャント術や脳腫瘍に対する腫瘍摘出術などがその例です。認知症をきたす疾患のなかに，特定のビタミンの欠乏症や甲状腺機能低下症などがあり，その場合には薬物療法が行われます。また，認知症に対しては抗認知症薬が用いられることがあります。

　しかし，認知機能低下をきたす疾患すべてに手術療法や薬物療法が行われることはな

表 5-13　非薬物療法の目的と具体的な介入の例

- **機能維持・回復**：attention process training，記憶訓練，認知行動療法など
- **認知機能刺激**：作業課題，回想法，現実見当識訓練，認知賦活，二重課題訓練（コグニサイズ）など
- **生活適応**：一定の動作や活動などの繰り返し学習，ADL 訓練など
- **代償方略の獲得**：memory log，コミュニケーションノート，生活環境の整備など
- **廃用予防と活動創出**：規則正しい生活習慣の獲得，社会参加促進，睡眠・栄養管理など

く，また，疾患修飾薬などの薬剤もアルツハイマー（Alzheimer）病を根治させる薬ではありません。このため，多くの場合，手術療法や薬物療法と並行して，非薬物療法が実施されます。非薬物療法は，機能維持・回復に加え，認知機能刺激や生活適応，廃用予防と活動の創出などのために実施されます（表 5-13）。記憶力や注意力などの向上を通じて，より自立して日常生活を管理し，どんな小さなことでもよいので社会的な役割を果たすことができるよう工夫することが大切です。徐々に機能低下が進む認知症などにおいても，なるべく残存機能を活かし，環境を整備することで，自分自身でできることを奪わず，自分らしい生活を続けられるよう支援しましょう。

　対象者の置かれている環境や病状により，そのときに必要な介入も異なります。モニタリング結果に基づき，ゴールを柔軟に調整しながら，複数のアプローチを組み合わせて個々の対象者に最適なプランを構築する必要があります。そのためにも，医療者が疾患や病態を十分に理解し，介入技術を習得することが求められます。高齢者の医療やケアの領域では，新たな介入法の開発やテクノロジーの活用などが注目を集めています。われわれ，医療・介護・福祉に従事する者は，社会の進歩に遅れることのないよう，常に勉強を続ける姿勢が大切です。

　このような介入は個人的な健康に対する効果だけでなく，社会的な成熟を促し，医療負担や介護負担の軽減という経済効果につながる可能性もあります。今後の研究においては，介入に関する医療的な効果のみならず，社会的・経済的な効果についても検証することが望まれています。

ゴール設定

　介入のゴール設定は，疾病の種類，脳損傷の部位，低下している機能の内容や重症度，残存機能，個人の素質や置かれている環境などによって異なります（表 5-14，15）。

　疾病の種類としては，高齢者でよくみられるものに脳梗塞や脳出血などの脳卒中や，認知症をきたす神経変性疾患〔アルツハイマー病，レビー（Lewy）小体病，前頭側頭変性症，ほか〕や水頭症などがあります。疾病によって認知機能が徐々に悪化するものと軽減するものがあるため，介入やゴールを設定するうえで認知機能低下をきたす原因（疾病）の確認は大切です。認知機能低下の原因となる疾病がわかれば，その疾病の自然経過（クリニカルコース）を理解したうえでゴールを設定し，それを達成できるような介入を選択します（図 5-19，20）[2]。また，脳の損傷部位によって障害を受けやすい機能や残存しやすい機能も異なります。このため，病巣を明らかにしておくこともゴール設定に役立ちます。

表 5-14　疾患によって異なるゴールの例

原因疾患	症状	問題	目標とするゴールの例
脳卒中	失語症	言葉がうまく出てこない	写真や絵，情景画(たとえば食事をする場面，買い物をする場面)などを用いたコミュニケーションノートを利用し，なるべく会話を自立させる
		文字がうまく書けない	名前，住所，日常的に必要な頻用単語などの書字能力を確立させ，その後，文章も書けるように練習を行う
認知症	失語症	言葉がうまく出てこない	家族や介護者とともにコミュニケーションノートを利用した会話練習を行い，家族・介護者のコミュニケーション能力を向上させる
		文字がうまく書けない	名前，住所などの限定的な単語の書字能力を維持させる。後見人制度の利用なども検討する

表 5-15　認知機能評価や認知機能低下に対するゴール設定に必要な項目

項目	具体的な項目	注意点
疾病の種類	脳卒中(脳出血，脳梗塞，くも膜下出血)，脳腫瘍，神経変性疾患(アルツハイマー病，レビー小体病など)，脳腫瘍，水頭症，髄膜炎など	発症からの時期によっても症状が異なるため，発症からの期間にも留意する
脳損傷の部位	前頭葉，側頭葉，頭頂葉，後頭葉，脳幹，小脳など	左右によって機能が異なるため，右病変か左病変かにも注意が必要である。また利き手により優位半球が異なるため，利き手の聴取も必要である
低下している機能や残存機能の内容	言語・コミュニケーション機能，記憶機能，注意機能，視空間認知機能，行為，遂行機能など	重症度はそれぞれの機能に対する認知機能検査の結果を参照し解釈する。解釈には教育歴や職歴も参照する
低下している機能による生活障害の内容	ADL，IADL	機能低下によって，どのような生活の問題や障害が生じているのかを明らかにする
個人因子	既往歴・併存疾患，教育歴，職歴，性格，趣味，病前の活動状態，社会参加の状況など	本人の生活の再建に欠かせない項目であり，できるだけ詳細に聞き取りを行う
個人が置かれている環境因子	介護者の有無(独居か，介護をする人と同居しているか)，介護保険などのサービス利用の有無，ケアマネジャーの有無など	介護者やサービス利用の有無によって，どこまで自立して活動を実施すべきかが異なる
対象者本人の要望	本人の希望，必要だと思っている項目	意欲の向上や介入の継続に役立つ

脳卒中による認知機能低下

　たとえば，**脳卒中は基本的に発症と同時に比較的重篤な認知機能低下をきたしますが，その後，リハビリテーションや日常生活を実施するなかで徐々に回復するのが特徴です。**脳卒中の場合は，意識障害の回復を待って詳細な認知機能評価を実施します。右手利きの場合は，原則，左半球が優位半球であるため，多くの場合，左半球病変では言語障害(失語症)や行為の障害(失行症)を，また右半球病変では方向性注意の障害(左半側空

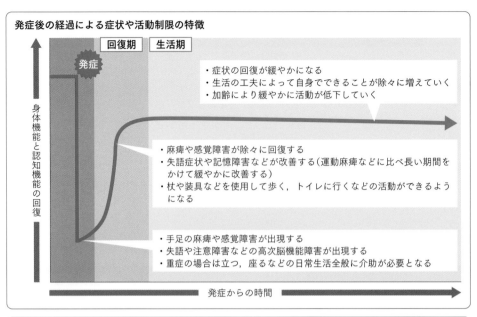

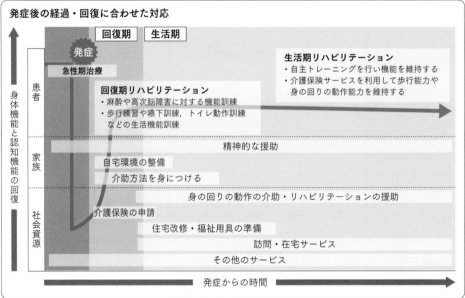

図 5-19 脳卒中のクリニカルコースと経過に合わせた対応

〔国立長寿医療研究センター・在宅活動ガイド(NCGG-HEPOP)作成委員会(企画・編集):高齢者のための在宅活動ガイド HEPOP—疾患別 運動・活動のススメ 楽しく続ける運動メニュー72選, p35, ライフサイエンス出版, 2021 より〕

間無視)を認めます。全般性の注意(集中力,注意の選択など)や遂行機能,記憶機能などは多くの脳領域の神経ネットワークが関与しているため,損傷半球にかかわらず合併していることがほとんどです。また,身体機能障害や摂食嚥下機能障害も合併していることが多いため,ゴールの設定や介入においては,認知機能だけでなく,身体機能や摂食嚥下機能も含めて生活に障害を及ぼす影響の強さを評価し,新たな合併症の発症を予防し,生活機能全体を改善させていくことが大切です。

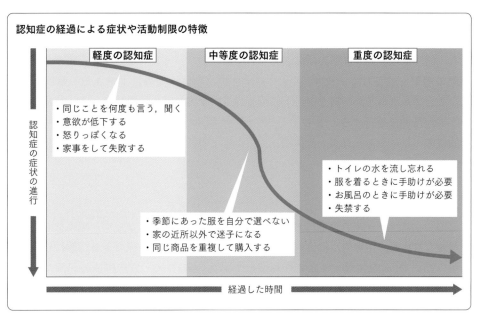

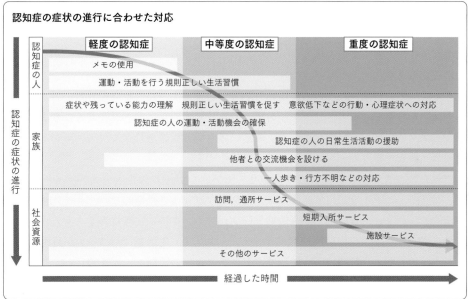

図 5-20　認知症のクリニカルコースと経過に合わせた対応

〔国立長寿医療研究センター・在宅活動ガイド（NCGG-HEPOP）作成委員会（企画・編集）：高齢者のための在宅活動ガイド HEPOP—疾患別　運動・活動のススメ　楽しく続ける運動メニュー72選．p68，ライフサイエンス出版，2021 より〕

■ アルツハイマー病やレビー小体病などによる認知症

　一方，**アルツハイマー病やレビー小体病などによる認知症では，診断時が最も症状が軽く，個人差はありますが，徐々に認知機能障害が悪化し，生活の障害も進行します。**認知症の本質は生活障害にあるため，生活機能を維持することが介入の基本となります[3]。発症初期の段階では認知機能訓練や言語訓練などが有効な場合もありますが，多くの場合，日常生活に活かすことはなかなか難しく，徐々に機能訓練は困難になりま

す[4]。このため，低下した機能のみに固執するのではなく，残存している機能を活かして日常生活活動(ADL)や生活の質(QOL)を維持することを考える介入が推奨されます。また，認知症においては筋力増強運動や有酸素運動，バランス運動などを組み合わせた運動の効果も示されています[4]。レビー小体病は身体機能の低下をきたし転倒しやすく，またアルツハイマー病などでも転倒や骨折による活動の制限によって，認知機能低下が加速度的に進行することもよくあります。認知症へのアプローチだからといって，認知機能のみにとらわれず，身体機能や摂食嚥下機能など多面的な要素に気を配り，生活そのものを維持・再建することを心がけましょう。

▌本人の要望を尊重しながら，高い QOL の実現を目指す

　このように，ゴールの設定においては，機能維持や回復のみならず，障害をもった人を最適な身体的，精神的，社会的，職業的，経済的な能力を発揮できる状態にし，可能な限り高い QOL を実現することを目指します[5]。このため，認知機能の評価だけでなく，既往歴・併存疾患，教育歴，職歴，性格，趣味，ADL や手段的 ADL(IADL)を含む病前の生活・活動状態，社会参加の状況などについても詳細な聞き取りを実施します。

　近年，リハビリテーション医療においては国際生活機能分類(ICF)[6]がよく用いられています。ICF の生活機能の考え方(➡ 21 頁，図 3-1)は，心身機能や身体機能だけでなく環境因子や個人因子までを広く含み，活動や参加を多面的かつポジティブにとらえることに役立ちます。

　さらに，個人が置かれている環境にも配慮が必要です。独居か同居者がいるかは，介護やケアを必要とする場合にゴールの方向性を決める非常に大きな要素となります。また介護保険サービスを利用できるか，あるいは生活の相談ができるケアマネジャーや民生委員，親族，隣人などがいるかどうかも重要です。

　これらのさまざまな要素を組み合わせ，最終的なゴール設定と介入内容を決定します。ただし，ゴールを設定する際には，短期的なゴールと長期的なゴールを定めることが重要です。どれくらいの期間を短期と呼ぶかについて特に定義はありませんが，急性期では数日〜1 週間程度，回復期では 1〜2 週間程度，**生活期では 1〜2 か月程度を指**すのが一般的です。短期ゴールを達成すれば，また次の短期ゴールを設定し，それに向けた治療やケアを実践します。またこれらの短期ゴールを積み重ねた先に長期ゴールが達成されるよう，短期ゴールを設定することが大切です(図 5-21)。

　いずれにしても，**ゴールの設定においては，「対象者本人の要望」を尊重することが最も重要です**。介入は本人が主体となって行われるものです。このため，本人の要望をしっかりと聴取し，ともにそれを実現しようとする治療やケアは，本人の意欲の向上や治療者との信頼関係の構築にもつながり，QOL の改善に役立ちます。本人の思いを置き去りにして，治療者やケアを行う者の自己満足で介入が行われることのないよう，十分な注意が必要です。

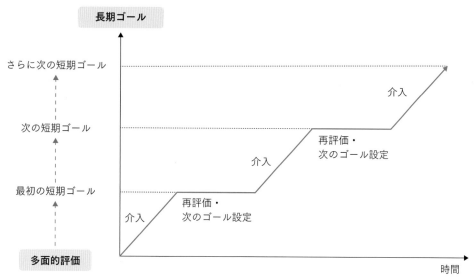

図 5-21　短期ゴールと長期ゴールの考え方

モニタリング項目

　認知機能への介入の進捗を正確に評価するためには，さまざまなモニタリング手段を組み合わせることが効果的です。モニタリングは，原則，介入前に実施した評価を繰り返し行うことで，その変化を確認します。再評価の結果に基づき介入の効果を想定し，介入が十分でないと感じた部分について，次の短期ゴールを設定し，ゴールが達成したら再度評価を行います(図 5-22)。

　多くの認知機能評価に関しては学習効果があることが報告されており，解釈の際に注意が必要です。Mini-Cog(3 つの単語を思い出したり，時計を描いたりする能力を評価する簡単な認知機能テスト)やリバーミード行動記憶検査(➡ 55 頁)など複数のバージョンが準備されている評価もあるため，短期間で実施する際にはそれらを利用することも可能です。同じ評価は一般的には 1 か月程度空けて実施することが多いですが，状態や症状が変化した際には，同じ介入を継続すべきかどうかを判断するために，必ず再評価を実施しましょう。認知症における行動・心理症状(behavioral and psychological symptoms of dementia；BPSD)や水頭症による歩行障害など，疾患によって特にフォローしておくことが必要な項目もあるため，疾患のクリニカルコースに関連する項目は忘れずに評価することが大切です。

　また，これらの機能評価だけでなく，介入が対象者の生活や QOL にどれだけ影響を与えているかを理解することも重要です。このため普段の生活状況をよく観察し，ADL や IADL，QOL の評価も忘れずに実施しましょう。特に，認知機能の低下は，机上の認知機能評価では表現されにくい場合もあります。机上の認知機能評価で問題がなくても，複雑な課題を行った際など，日常生活や社会生活で初めて問題点が明らかになる場合も多くあるため，生活の観察は不可欠です。認知機能に低下がある場合，自己洞

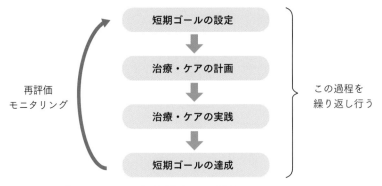

図 5-22　評価，モニタリングと短期ゴールの関係

察力が低下し，病識がないこともしばしばあります。このため，生活状況に関しては，本人からの聴取に加え，第三者の観察や家族・介護者などにも聞き取りを行うことが推奨されます。

　モニタリングの結果は，必ず本人とも共有します。前述のように**治療やケアの主体は対象者であるため，評価も介入もやりっぱなしにせず，認知機能の低下した対象者にも十分に理解できるよう，結果の説明を行います**。すべての結果を理解してもらうことは難しい場合もありますが，少なくとも，本人の努力の成果と今後の問題点を共有し，治療やケアを維持できるよう努めることが大切です。

文献

1)　大沢愛子(監)：リハビリテーションに対する高次脳機能障害の影響. ナース・PT・OT・ST 必携！ 高次脳機能障害ビジュアル大事典. pp16-17，メディカ出版，2020
2)　国立長寿医療研究センター・在宅活動ガイド(NCGG-HEPOP)作成委員会(企画・編集)：高齢者のための在宅活動ガイド HEPOP—疾患別　運動・活動のススメ　楽しく続ける運動メニュー 72 選. ライフサイエンス出版，2021
3)　荒井秀典，前島伸一郎(監)，大沢愛子(編集主幹)：軽度認知障害と認知症の人および家族・介護者のためのリハビリテーションマニュアル 2022 年版. ライフ・サイエンス，2022
4)　「認知症と軽度認知障害の人および家族介護者への支援・非薬物的介入ガイドライン 2022」作成委員会(編)：認知症と軽度認知障害の人および家族介護者への支援・非薬物的介入ガイドライン 2022. 新興医学出版社，2022
5)　前島伸一郎，大沢愛子：リハビリテーション臨床における高次脳機能障害. 高次脳機能研究 41(1)：8-12，2021
6)　World Health Organization, World Bank：World report on disability. Geneva, 2011. https://www.who.int/publications/i/item/9789241564182(アクセス：2024. 5. 31)

メンタルヘルスへの介入と
ゴール設定・モニタリング項目

メンタルヘルスへの介入

▌メンタルヘルス不調の高齢者への介入

メンタルヘルス不調の高齢者へ介入する際の基本アプローチは以下の通りです。

- **社会的な活動の維持**：定期的な交流や趣味を共有する活動を通じて，社会的な関係を築くことができるように支援します。
- **身体的な健康の維持**：身体的な健康はメンタルヘルスに大きな影響を与えます。身体的な不調を取り除き，体調を良好に保てるように支援します。
- **適切なサポート**：身の回りの環境やニーズに合わせた適切なサポートが必要です。家族や介護者，医療福祉従事者らと連携して，生活の支援を行います。きちんと食事をとり，睡眠と活動のリズムを維持することもメンタルヘルスの維持・向上に重要です。
- **心身活動**：心身をリラックスさせ，楽しさや満足を感じることができるような活動を提供します。
- **専門家の支援**：必要に応じて，心理療法やカウンセリングを受けることも考慮しましょう。
- **コミュニケーション**：相手の話を聞くだけではなく，心を通わせる気持ちで寄り添うことが大切です。安易に励まさず，かつ，話の腰を折らないようにきちんと聞く姿勢を心がけましょう。不明点を質問しながら具体的な問題を整理することで，必要な介入につながりやすくなります。

▌不安・うつへの介入

不安・うつへの基本アプローチは，① 支持的な態度で接する，② 適切な医療情報を提供する，③ 背景にあるニーズを包括的にアセスメントし，多職種で連携して対応する[1]，です(表5-16)。

▌不眠への介入

まずは不眠の原因の除去に努めます(➡ **62頁**，表3-19)。睡眠を妨げる身体的原因(痛み，かゆみ，頻尿など)，生理的原因(騒音，温度など)，精神的原因(悩み，不安，緊張など)への

表 5-16 不安・うつへのアプローチ

支持的な態度
- 支持的な態度とは温かく接し，相手の言葉に耳を傾ける態度である
- 不安・抑うつ状態の患者には特に重要
- 対象者が安心・安全であると感じ，信頼関係を築くことが，アセスメントと介入の前提となる

適切な医療情報の提供
- 病気や治療の見通しが立たないことは不安や悲観的感情の原因となる
- 適切な医療情報を提供し，時間をかけて丁寧に説明を繰り返すことが必要
- 一方的に情報を伝えるのではなく，相手の理解を確かめながら進める
- 理解を確認するには「質問はありますか？」というクローズドクエスチョンではなく，内容をどのように受け止めたのか，今後どうしたいと考えているのか，を尋ねると理解の程度が把握でき，対象者の気持ちも整理される
- 対象者が打ち明けやすい，相談しやすい雰囲気を作ることも大切

ニーズの把握と対応
- 不安や抑うつの根本には，痛みなどの身体症状の問題や，病状理解が不十分であること，家族役割の喪失など社会的問題が潜んでいることがある
- 多面的なストレス因子が影響するため，身体・精神・社会・心理・スピリチュアルな側面を包括的にアセスメントすることが大切

薬物療法（非薬物的アプローチで効果が不十分な場合）
- 不安に用いる薬剤：抗不安薬〔ベンゾジアゼピン系抗不安薬：ロラゼパム（ワイパックス®），クロチアゼパム（リーゼ®）など〕，抗うつ薬〔選択的セロトニン再取り込み阻害薬（SSRI）〕
- 抑うつに用いる薬剤：抗うつ薬〔SSRI，セロトニン・ノルアドレナリン再取り込み阻害薬（SNRI），ノルアドレナリン作動性・特異的セロトニン作動性薬（NaSSA）など〕
- 抗うつ薬は即効性に乏しいため，初期には抗不安薬を単独，または併用で用いることがある

専門家への相談
- 1種類の抗うつ薬で効果がみられない，躁症状もみられる双極性障害が疑われるうつ病，自殺の危険を伴う場合は，精神科や心療内科などの専門家への依頼を考慮する

〔藤澤大介：不安・抑うつどうする？　小川朝生（編）：レジデント必読　病棟でのせん妄，不眠，うつ病，物忘れに対処する．pp53-63，メジカルビュー社，2022 より作成〕

対応，不眠を生じやすい薬剤の中止・変更を検討します。

　原因への対応で改善が難しい場合，入院などに伴う急性不眠の治療の第一選択は薬物療法です。一方，慢性不眠に対する治療の第一選択は非薬物療法（表5-17）です。非薬物療法で改善がみられなかった場合は，睡眠衛生指導などを行いながら薬物療法を併用します（表5-18）[2]。

ゴール設定

　メンタルヘルス不調におけるゴール設定の例を示します。急性不眠など急性期の症状は短期間で改善が見込める場合があります。一方，慢性的なメンタルヘルス不調は数か月単位での介入，モニタリングが必要となることも多く，短期目標は設定しづらく，長期目標の設定となります。

- 例1：3か月後，GAD-7（➡ **60頁**，図3-24）で評価が中等症から軽症に改善する
- 例2：半年後，うつの評価尺度でうつ傾向から正常に改善する
- 例3：つらさと支障の寒暖計（➡ **61頁**，図3-25）の評価が「つらさはない」「支障はな

表 5-17　不眠の非薬物療法

睡眠日誌
- 就寝・起床時刻，臥床している時間（日中も含めて），眠っていたと思う時間を記入し，睡眠・覚醒のパターンや睡眠不足を把握する

睡眠衛生指導（睡眠に関する適切な知識を持ち，生活を改善するための指導）
- 就寝前のカフェイン・アルコール・過剰な水分の摂取をさける
- 毎日同じ時刻に起床し，起床時に光をあびる
- 日中は適度に運動する
- 午睡は午後 3 時まで，30 分以内
- 快適な寝室環境を整える

認知行動療法，行動療法
- 睡眠日誌，睡眠衛生の学習，リラクゼーション法，睡眠スケジュール法の組み合わせ
- 睡眠スケジュールの例
  - 起床時刻を設定し，逆算して就寝時刻を設定する（午前 6 時起床の場合は，午後 10 時就寝）
- ＊睡眠効率（睡眠時間/臥床時間）が 80〜85％になることが望ましい
- ＊適切な睡眠時間は年齢によっても異なる。成人では 6.5〜7.5 時間，60 歳代以上で平均 6 時間弱

表 5-18　不眠の薬物療法

不眠のタイプ	推奨される薬剤
入眠困難	超短時間作用型〔エスゾピクロン（ルネスタ®）〕 レンボレキサント（デエビゴ®），ラメルテオン（ロゼレム®）
中途覚醒，早期覚醒	スボレキサント（ベルソムラ®），レンボレキサント（デエビゴ®）
上記薬物無効例	睡眠作用の強い抗うつ薬〔ミアンセリン塩酸塩（テトラミド®），トラゾドン塩酸塩（デジレル®）〕 少量の抗精神病薬〔クエチアピンフマル酸塩（セロクエル®），レボメプロマジン（ヒルナミン®）〕

〔「渡邊衡一郎：抗不安薬，睡眠薬，今日の治療薬 2024 年版（伊豆津宏二，今井　靖，桑名正隆，寺田智祐編），p.905, 2024，南江堂」より許諾を得て改変し転載〕
睡眠薬使用時の注意：原則低用量から開始します。空腹時に服用します。高齢者では血中濃度が上昇しやすく，副作用が生じやすいので注意します。睡眠薬は単剤が基本です。

い」に近づく（0〜3 になる）
- 例 4：1 か月後，1 週間のうち 5 日程度，中途覚醒なく眠ることができる

メンタルヘルスにおけるゴール設定を考えるときには，PERMA なゴール設定を考えることも大切です（➡ **88 頁**）。PERMA とは，Positive emotion（ポジティブ感情），Engagement（没頭・フロー），Relationship（ポジティブな人間関係），Meaning（人生の意味・意義），Achievement（達成）の頭文字で，ウェルビーイングを構成する 5 つの要素のことです[3]。

モニタリング項目

不安・うつ

① 非薬物療法のモニタリング

不安やうつの原因への対応の効果をアセスメントします。短期間で解決することは難

しい場合が多く，根気強くコミュニケーションをとりながら，不安やうつに影響する身体的・精神的・社会的な要因を軽減できるようにかかわる必要があります。楽しいと感じたことは何か，人やアクティビティなどプラスに働く要素はないか，生活と対象者の反応を観察します。

② 薬物療法のモニタリング

抗うつ薬の初回導入時は，開始後数日〜1週間で吐き気，便秘，下痢などの消化器症状が高い頻度で起こります。内服を続けると改善することが多いですが，持続する場合は減量や中止，他の薬剤への変更を検討します。

1か月以上持続して服用している場合，急激に中止することで離脱症状（中断症候群）が起こることがあります。症状には不眠や吐き気，頭痛，めまい，不安があり，手術や全身状態の悪化などで服用できない期間がある場合に注意が必要です。

薬効の発現は薬剤によりますが，2〜4週間以上要することがあります。副作用として有害事象（薬剤によりますが，消化器症状，めまい，眠気，嚥下障害など）があらわれることがあるため，注意して観察します。服薬アドヒアランスと治療効果の判定は，治療開始時は2週間ごとに行います。

ベンゾジアゼピン系抗不安薬の長期使用時は，依存や薬剤耐性が生じることがあります。ポリファーマシー（多剤併用）や長期処方は診療報酬上の減額対象にもなっています。有害事象の発生に注意し，必要最小限の処方量と短期間の使用にとどめるよう，非薬物的アプローチとともに介入することが大切です。

▌不眠

① 睡眠日誌

内服時間，臥床時間，睡眠時間，中途覚醒，日中の覚醒と午睡などをチェックして，睡眠不足になっていないか，薬剤の効果をモニタリングします。

② 不眠につながる身体症状のモニタリング

痛みやかゆみなど睡眠を妨げる身体症状の有無と程度，それらへの対策と効果をモニタリングします。夜間頻尿がある場合には，夜間の排尿間隔と残尿量もモニタリングし，薬剤調整や導尿など排泄状況に合わせた対応を行います。

③ 薬物療法の有害事象のモニタリング[4]

持ち越し効果：眠気のみでなく，疲労感や注意力低下などとしてあらわれる場合もあるため，注意して観察します。ベンゾジアゼピン系・非ベンゾジアゼピン系睡眠薬では，認知機能低下やふらつきも認めます。

耐性，精神依存，離脱症状：長期使用や頓服の頻用により，耐性や精神依存が生じることがあります。また，急激な中止は不安や焦燥感を増し，不眠が悪化することがあるため，漸減しながら認知行動療法を併用します。

肝機能：睡眠導入剤の多くは肝臓で代謝されるため，肝障害があると作用が増強したり，遷延したりすることがあります。

減薬・休薬：不眠が改善されている場合には休薬を検討します。ただし，不眠は再燃しやすい病態です。日常生活が可能となり，不眠に対する不安が消失していることを確

認する必要があります。非薬物療法を併用し，再燃を予防します。

▌メンタルヘルス不調に伴う機能障害，生活上の問題

　各症状による機能障害や生活への支障の有無と程度をモニタリングします。メンタルヘルス不調ではさまざまな症状や要因が複雑に混在しており，1つの症状だけに注目するのではなく，対象者の生活も含めた包括的な評価，モニタリングが必要です。

- **食欲，食事摂取量，体重**：メンタルヘルス不調では食欲不振が起こって栄養状態が低下することがあります。一方で，薬物療法の副作用で過食や体重増加が生じる場合もあるため，治療とメンタルヘルスの影響を合わせてモニタリングします。
- **活動性，身体機能**：メンタルヘルス不調によって日中の活動性が低下したり，リハビリテーションが進まない場合もあります。薬物療法の副作用によって日中の眠気や注意力低下が生じる場合もあります。逆に，活動性の向上がメンタルヘルスの改善としてあらわれる場合もあります。活動性の低下はフレイルやサルコペニア（➡ **27, 29頁**）の進行に関連するため，活動性の変化の観察も大切です。
- **認知機能**：高齢者ではメンタルヘルスの不調と認知機能低下の区別がはっきりしない場合があります。また，メンタルヘルス不調で用いられる薬剤には注意力や認知機能の低下を生じる薬剤もあるため，定期的に認知機能の検査を行い，メンタルヘルスの不調と認知機能低下の判別を行います。

文献

1) 藤澤大介：不安・抑うつどうする？　小川朝生（編）：レジデント必読　病棟でのせん妄，不眠，うつ病，物忘れに対処する．pp53-63，メジカルビュー社，2022
2) 抗不安薬，睡眠薬．伊豆津宏二，今井 靖，桑名正隆，ほか（編）：今日の治療薬 2024．p905，南江堂，2024
3) 若林秀隆：PERMA なゴール設定．若林秀隆（編著）：ポジティブ心理学とリハビリテーション栄養─強みを活かす！ポジティブリハ栄養．p61，医歯薬出版，2023
4) 谷口充孝：不眠の薬物療法どうする？　小川朝生（編）：レジデント必読　病棟でのせん妄，不眠，うつ病，物忘れに対処する．pp14-25，メジカルビュー社，2022

処方薬への介入と
ゴール設定・モニタリング項目

　要介護高齢者に対する薬剤処方においては，服薬管理状況・服薬アドヒアランス(対象者が処方どおりに服薬しているかどうか)をモニタリングしつつ，薬剤有害事象を回避することが重要です。

処方薬への介入

▌処方の優先順位と減量・中止

　服用回数の減少や，配合剤の導入など服薬錠数の減少は，**服薬アドヒアランス**の改善には有効ですが，ただの数合わせで処方薬を減らすべきではありません。薬剤有害事象を回避することを目的とした場合には，薬剤に優先順位をつけるなどして，各薬剤を再考してみましょう(表5-19)。薬剤を中止する場合には，病状の急激な悪化や有害事象のリスクも考慮し，少しずつ慎重に行うとよいでしょう。

▌すべての処方薬の把握と評価

　処方の適正化を考えるにあたり，対象者が受診している診療科・医療機関をすべて把握するとともに，対象者の既往歴や老年症候群などの併存症，日常生活活動(ADL)，生活環境，さらにすべての使用薬剤の情報を十分に把握することが必要です。すべての使用薬剤に対して薬物治療の必要性を適宜再考する必要があります。

▌処方見直しのプロセス

　処方薬見直しのフローチャートを図5-23に示します。**高齢者総合機能評価(comprehensive geriatric assessment；CGA)**の主な構成要素である認知機能やADL，生活環境，対象者の薬剤選択嗜好などを評価することが，臓器障害や機能障害，服用管理能力の把握につながります。CGAなど総合的な評価を踏まえたうえで，**ポリファーマシー**の問

表5-19　**処方薬の適応を再考するポイント**

- 治療の優先順位に沿った処方内容か
- 目の前の対象者に対し，薬のエビデンスは妥当か
- 薬物療法以外の手段はないか　　　　　　　　　　など

題点を確認しましょう。ポリファーマシーに関連した問題のある対象者では，処方の見直しが必要となります。薬の管理にかかわる要因や腎機能，栄養状態など日常生活における問題点の有無を評価するために，薬剤師を含む多職種で問題点に対する協議を行いましょう。

　図5-24のフローチャートにより，現処方内容から変更の必要があるかどうかを検討し，中止可能な薬剤はないか，適応疾患や適正用量など推奨される使用法の範囲内での使用であるか，実際に対象者の病状改善に有効であったか，より有効性が高く安全な代

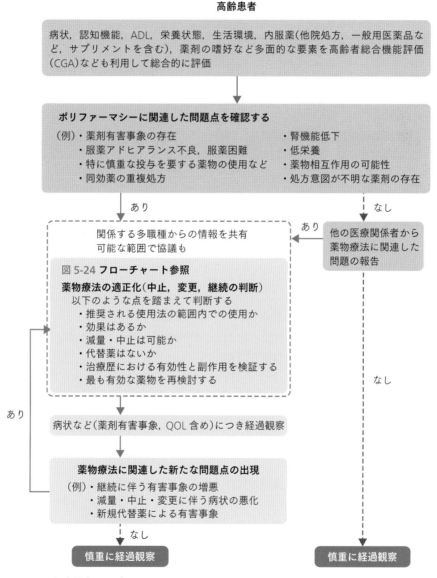

図 5-23　処方見直しのプロセス
〔厚生労働省：高齢者の医薬品適正使用の指針（総論編）. https://www.mhlw.go.jp/content/11121000/koureitekisei_web.pdf（アクセス：2023.8.7）〕

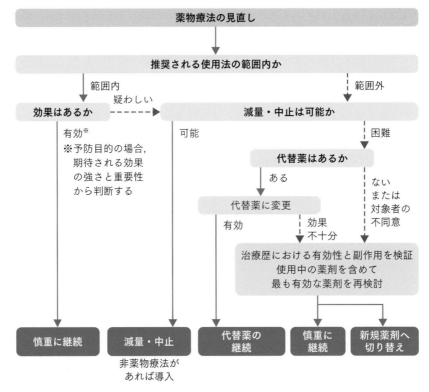

図5-24　処方薬の適正化のためのフローチャート

〔厚生労働省：高齢者の医薬品適正使用の指針(総論編)．https://www.mhlw.go.jp/content/11121000/kourei-tekisei_web.pdf(アクセス：2023.8.7)〕

替薬への変更は可能かなどを検討しましょう。

高齢者における薬剤処方の注意点

　高齢者では薬剤の最高血中濃度の増大および体内からの消失の遅延が起こりやすいため，投与量の減量や投与間隔の延長が必要な場合もあります。少量から開始し，効果および有害事象をモニタリングしながら徐々に増量していくことが原則となります。特に，いわゆる**ハイリスク薬**(糖尿病治療薬，ジギタリス製剤，抗てんかん薬など)の場合は，より慎重に投与量設定を行いましょう。

処方薬の見直しタイミング

　急性期治療が終わった後の**療養環境移行**のタイミングや，慢性期において新たな薬剤有害事象の可能性を感じた状況で処方薬の見直しをしましょう。急性期病院から退院した場合，入院中に追加された薬剤の減量・中止，および急性期に中止した薬剤の再開を含めて，包括的な薬剤の見直しが必要です。特に，退院・転院，介護施設への入所・入居，在宅医療導入，かかりつけ医による診療開始などの療養環境移行時には，移行先における継続的な管理を見据えた処方の見直しが必要です(図5-25)。慢性期には，長期的な安全性と服薬アドヒアランスの維持，服薬過誤の防止，対象者や家族，介護職員など

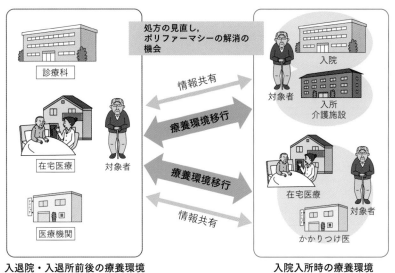

図 5-25　療養環境移行時における処方薬の見直し

〔厚生労働省：高齢者の医薬品適正使用の指針(総論編), https://www.mhlw.go.jp/content/11121000/kourei-tekisei_web.pdf(アクセス：2023.8.7)を一部改変〕

のQOL向上といった観点から，より簡便な処方を心がけましょう。漫然と処方を継続しないよう，常に見直しを行いましょう。

服用管理能力の把握

　高齢者では，処方薬剤数の増加に伴う処方の複雑化や服用管理能力の低下などに伴い，服薬アドヒアランスが低下します。服薬アドヒアランスが低下する要因を理解したうえで，**服用管理能力**を正しく把握し，正しく服薬できるように支援する必要があります。認知機能が低下した対象者においては，家族や薬剤師，看護師，介護職員などから生活状況や残薬，服薬状況を確認することが役に立ちます。対象者の暮らしを評価し，服薬アドヒアランス評価に結びつけることも重要です。服用薬剤数の増加や処方が複雑になることで理解や意欲の低下につながることがあります。残薬をすべて持参してもらってカウントしたり，家族に生活状況と残薬をチェックしてもらって，服薬状況をモニタリングするのも有効です。期待した薬効の得られない場合にも，薬剤を追加する前にきちんと服薬しているかどうかを確認するべきです。

処方の工夫と服薬支援

　服薬アドヒアランスが保てるような処方の工夫と服薬支援を**表 5-20**に示します。対象者によって飲みやすい剤形や使用しやすい剤形が異なるため，対象者が正しく使用できる剤形かを確認する必要があります。各系統の薬剤はなるべく単剤で，しかも1日1回の服用ですむようにすることが望ましいです。病状が安定していれば，2剤を1剤にまとめる，1日2回の服用を1日1回にするなど，**服用の簡便化**を試す価値があります。その1回も，介護者の都合に合わせて朝や夜，あるいはヘルパーの来る昼にまと

表 5-20　処方の工夫と服薬支援の主な例

服用薬剤数を減らす	● 力価の弱い薬剤を複数使用している場合は，力価の強い薬剤にまとめる ● 配合剤の使用 ● 対症療法的に使用する薬剤は極力頓用で使用する ● 特に慎重な投与を要する薬物のリストの活用
剤形の選択	● 対象者の日常生活活動(ADL)の低下に適した剤形を選択する
用法の単純化	● 作用時間の短い薬剤よりも長時間作用型の薬剤で服用回数を減らす ● 不均等投与を極力避ける ● 食前・食後・食間などの服用方法をできるだけまとめる
調剤の工夫	● 一包化 ● 服薬セットケースや服薬カレンダーなどの使用 ● 剤形選択の活用(貼付剤など) ● 対象者に適した調剤方法(分包紙にマークをつける，日付をつけるなど) ● 嚥下障害のある人に対する剤形変更や服用方法(簡易懸濁法，服薬補助ゼリーなど)の提案
管理方法の工夫	● 本人管理が難しい場合は家族などの管理しやすい時間に服薬をあわせる
処方・調剤の一元管理	● 処方・調剤の一元管理を目指す(お薬手帳などの活用を含む)

〔厚生労働省：高齢者の医薬品適正使用の指針(総論編). https://www.mhlw.go.jp/content/11121000/kourei-tekisei_web.pdf(アクセス：2023.8.7)を一部改変〕

めるといった検討をするとよいでしょう。

　一包化調剤は，自己管理でアドヒアランスや服薬管理能力に問題がある場合だけでなく，介護者が服薬管理する場合にも手間を省く意味で有効な可能性がありますが，一包化を行うことが必ずしも服薬アドヒアランスを向上させるわけではないことに注意しましょう。認知機能の低下による飲み忘れの場合，家族や看護師，介護職員などが 1 日分ずつ渡すなどの介助が必要です。やむを得ず自己管理を行う場合は，残存能力に適した方法を工夫することも必要です。

▌服薬管理と服薬支援における医薬協働

　誰にでも多少の飲み忘れはあります。どの薬がいくつ余っているということを自分から申告できる対象者はそれほど問題ないことが多いです。服薬アドヒアランスが著しく低下している対象者では，認知機能低下のため，飲み忘れが頻繁にあっても自覚がない，あるいは飲む前から副作用が心配といった理由で，自己中断している場合があります。そのような情報をタイミングよくキャッチできるよう，日頃から他の医療職・介護職や家族と良好な関係を築いておくことが重要です。また医師からも他の医療職・介護職に，病態や処方理由などの医学的情報を日頃から伝えておくことが重要です。処方情報を共有するツールとして**お薬手帳**があります。処方変更の理由や病名，検査値などをお薬手帳に記入すると，調剤や疑義照会，薬局での指導に役立ちます。残薬も，診察室より薬局に持参するほうが対象者も楽なことが多いため，薬局の薬剤師に残薬カウントをしてもらうのもよい方法です。

表5-21　処方薬のモニタリング項目とゴール設定

モニタリング項目	ゴール設定
● 処方内容（薬剤数，不適切処方，用法など） ● 服薬アドヒアランス ● 薬剤有害事象，薬剤起因性老年症候群	● 処方内容の適正化 ● 服薬アドヒアランスの改善 ● 薬剤有害事象・薬剤起因性老年症候群の予防・軽減

モニタリング項目・ゴール設定

　処方薬のモニタリング項目とゴール設定について，表5-21 に示しました。

　処方内容に関してはお薬手帳などを活用し，定期的にモニタリングする必要があります。薬剤数だけではなく，不適切な処方がなされていないか，服薬回数などの用法について確認する必要があります。そして，指示どおりに内服しているか，飲み忘れや飲み間違いがないかといった服薬アドヒアランスをモニタリングする必要があります。さらに，認知機能低下や腎機能低下，食欲低下，排尿障害などといった薬剤有害事象や薬剤起因性老年症候群が出現していないかをモニタリングする必要があります。

　処方薬のゴール設定としては，薬剤数や服薬回数，不適切な処方の減少といった処方内容の適正化があげられます。また，飲み忘れや飲み間違いの減少といった服薬アドヒアランスの改善がゴールとして設定できます。さらに，薬剤有害事象・薬剤起因性老年症候群の予防・軽減がゴールとしてあげられます。ゴールは基礎疾患や認知機能，ADL，生活環境に応じて個別に具体的に設定する必要があります。

社会面への介入とゴール設定・モニタリング項目

　リハビリテーションは機能(回復)訓練に位置づけられることが多いですが，対象者を生活者ととらえた場合，社会参加を可能にし，人格や尊厳の回復を目的に実施されます。令和3(2021)年度の介護報酬改定で，「リハビリテーション，栄養，口腔管理の取組の連携・強化」が重視されました。それぞれに単独で取り組むのでなく，三者を連携し三位一体として介入することで，効果的な支援や重症化予防効果が得られるからです。そのため，医療・介護の分野を問わず，多くの職種が広い視野で対象者の現状や課題を評価・分析し，計画的に介入するのが理想です。

　社会的要因は，身体機能低下に先行して健康状態に悪影響を与える可能性があります[1]。そのため，適切な介入と支援で予防や軽減，あるいは維持を試みる必要があります。要介護高齢者の社会面への介入やゴール設定，モニタリング項目は，対象者が置かれた状況や背景，居住地域によって大きく異なります。社会面の評価項目(➡ 71 頁，表3-23)を参考に，**医療や介護職だけでなく，近隣の専門家や地域関係者，家族，本人と相談しながら最適なアプローチを検討します。**

　特に支援困難例に対しては，複雑かつ複数の課題と対象者の強みや弱みを抽出し，問題の本質に基づいた解決につなげる必要があります。そのために，対象者と対象者を取り巻く全体像を俯瞰し，効果的な解決の糸口を見やすくするための多職種による事例検討会を開催する手法があります〔見える事例検討会®(通称：見え検)〕[2]。使用するツール(図5-26)の作成や分析のコツ，検討会の進行スキルを身につけることが必要になります[3]が，それぞれの専門職がチームとして共通の方向性と目標を持つことで，チームビルディングにも役立ち，複合的介入を進めるうえで，とても有用な手法です。

社会面への介入

　高齢者の社会的活動や参加・交流は，健康面だけでなく生活の質(QOL)を向上させるために重要です。地域における高齢者の居場所や役割づくりを目的にした，以下のような介入例が挙げられます。対象者の社会面の評価で用いた項目(➡ 71 頁，表3-23)を踏まえ，最適な介入方法を検討します。

- **身体生活機能スキル向上**：医学的視点を踏まえ，適切な社会資源を導入し，日常生活活動(ADL)や家事，金銭管理などの生活スキル改善や向上を支援します。

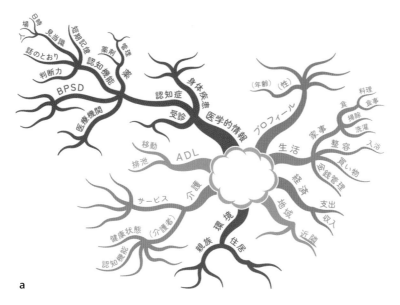

a

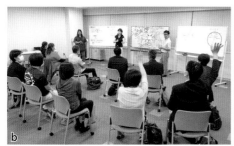

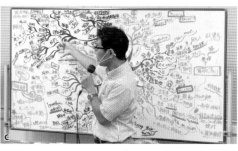

図 5-26　見える事例マッピング・テンプレート（本人用）と見える事例検討会®の実際の様子

a：マップ中央に対象者本人が発する言葉や本人を象徴する言葉を入力します。そこから出る太い枝（プロフィール，経済，環境，介護者・支援者，医学的判断など）についてさらに詳細な情報を入力していきます。情報が出そろったところで，枝ごとに課題と課題解決状況を簡単にまとめます。必要であれば枝の枠を超えた情報と情報を連結して，新たな課題や解決方法につなげます。

b，c：ホワイトボード中心に検討会を進め，事例のイメージは参加者全員で共有します。

- **居住環境の整備**：医学的視点や個人的視点，生活・経済的視点を踏まえ，利便性の高い居住環境（自助具や運転補助装置，ICT 機器など含む）を整備し，社会的活動や参加・交流を支援します。
- **介護施設内のプログラム活用**：介護度や障害が重度の場合は，通所事業内でのグループ活動や娯楽プログラムを通じ，対象者間や支援者との社会的つながりを促進します。
- **地域活動の参加と地域資源の活用**：対象者の価値観，職歴，特技・技術などの個人的視点を踏まえ，地域の社会資源を紹介して活動を支援します。地域のクラブ，サークル，ボランティア活動などに参加し，新しい人との交流や趣味を楽しむ機会を提供します。
- **生涯学習**：対象者の教育歴や趣味，特技などを踏まえ，生涯学習やワークショップを紹介します。また，対象者が新しい情報や知識，スキルを身につけられるように支援

します。さらに学習の場で，参加者同士の交流を支援します。

- **ICT 活用促進の実践**：対象者の能力や技術などの個人的視点や経済的視点，さらに介護者の特性を踏まえ，ICT を利活用した社会参加を提案します。スケジュール管理やカメラ，ボイスレコーダーなどスマートフォンのデフォルトアプリ利用も十分に ICT 利活用と呼べます。

　対象者の医学的視点，個人的視点，生活・経済的視点，地域特性など複数の項目を評価し，介入方法を検討します。評価結果をもとに，単独の介入手段でよいのか，複数の手段が必要なのかを決めます。支援により機能の改善・維持ができるなら，活動や参加・交流内容のステップアップを検討します。加齢や新たな障害などで機能が低下するなら，適切なステップダウンを検討します。支援する側が，具体的な介入内容や方法（アクセス方法や料金に至るまで）を提供するのが理想です。

　ところで，高齢者の社会的活動や参加・交流の支援のときには，性差も考慮します（➡ 72 頁，第 3 章「社会面の評価」）[4]。女性に対しては，できるだけ外出頻度を増やし，友人・知人とのネットワークを広げ，活動時間を増やすような取り組みが望まれます。一方，男性に対しては，外出頻度やネットワーク範囲よりも，目的をもった外出や，役割や目標が得られるような参加（就労や行事運営などで役割やリーダーを任せる）に効果が期待できます。特に男性は加齢に伴い内向的になりやすいため，周囲から孤立しないよう，家族や親族との関係性の維持や構築にも配慮する必要があります。

　リハビリテーションや運動には個人の意思や努力が必要ですが，社会面への介入にも，支援する側の押しつけではなく，対象者の「自己決定」と「自己責任」が前提です。

ゴール設定

　対象者とその家族と協力して，対象者個別に具体的なゴール設定をします。個々の状態や状況，ニーズ，希望に合わせたゴール設定は多岐にわたります（図 5-27）。対象者の状態や状況について，改善が可能か不可能かを確認することも重要です。さらに対象者本人の希望や意思，価値観に沿っているか，支援や連携が一方通行になっていないかなどを確認しながらゴール設定します。ゴール設定のときには，以下の項目を考慮します。

- **身体活動量**：運動や栄養管理で身体機能や健康を維持し，身体活動量をわずかでも増加させます。
- **心理面**：心理的な健康を保ち，ストレスや不安を軽減します。終末期であっても，介入側の適切な対応が心理的安定と安楽な療養生活をもたらします。
- **生活機能**：家族や介護サービスによる生活支援や，家事や買い物，調理，金銭管理などの生活機能を維持，あるいは改善します。
- **社会的つながり**：近所づき合い，新しい友人をつくる，定期的な集まりに参加する，家族と交流を持つなど，社会的なつながりを築きます。孤立感の軽減を目的にするだけでなく，社会の一員として参加することで自己肯定感を高めます。可能な環境であれば ICT の利用を支援し，オンラインでのコミュニティ活動への参加を促します。

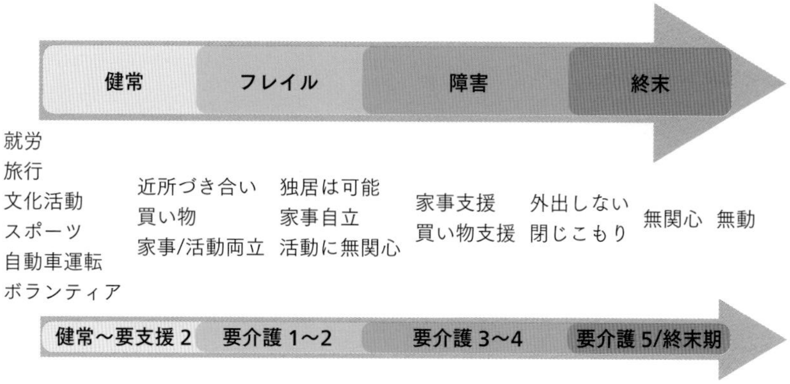

| 健常 | フレイル | 障害 | 終末 |

就労
旅行
文化活動　　近所づき合い　独居は可能　　家事支援　外出しない
スポーツ　　　買い物　　　　家事自立　　　買い物支援　閉じこもり　無関心　無動
自動車運転　　家事/活動両立　活動に無関心
ボランティア

| 健常〜要支援 2 | 要介護 1〜2 | 要介護 3〜4 | 要介護 5/終末期 |

図 5-27　個々の状態や状況に応じた社会面のゴール設定

- **趣味や活動**：興味のある趣味や活動のために外出し，生活の活力を維持します。また外食や外泊(旅行など)を実現し，楽しみや満足度を高めます。就労意欲が高い場合は，就労訓練や職業紹介，就労準備などで支援します。

介護サービスや地域のサポートサービス，社会資源を活用し，自立した生活を送るための環境整備や生活スキルの向上を図ります。そのときに，本人やその家族と目的や価値観を共有して，双方納得できる支援プランを作成します。

モニタリング項目

対象者個別で設定したゴールへの進捗状況のモニタリングは，介入効果を評価し，必要に応じて調整するために重要です。モニタリングは単項目の評価だけでなく，複数項目をまたぐ総合的視点で行います(図5-28)。支援側に人的・時間的余裕があるなら，社団法人日本理学療法士協会が開発した Elderly Status Assessment Set(E-SAS，通称：イーサス)[5, 6]などのアセスメントセットをモニタリングツールにしてもよいと思います。

- **身体活動量**：歩数，歩行距離，外出頻度，運動習慣の有無，転倒の有無，医療機関受診状況，介護施設通所状況
- **心理面**：表情や口数，対象者本人の主観的な精神心理状態の評価，ストレスや不安の有無，不眠の有無，易疲労の有無，意欲や発動性の変化，家族などによる客観的評価，専門家によるカウンセリング受診状況
- **生活状況**：居住環境の変化，食事回数や量・内容，家事の状況，介護サービス利用状況，必要な支援を受けるための手続きの進行状況，移動手段
- **社会的交流**：友人や家族との交流頻度や程度，地域活動(ボランティア活動含む)や地域イベントへの参加頻度，地域での役割や貢献度，コミュニティ活動への参加頻度，就労状況，ICT 利活用状況
- **趣味や活動**：趣味や活動の継続度，新しい趣味の開拓状況，趣味に関するコミュニティへの参加頻度

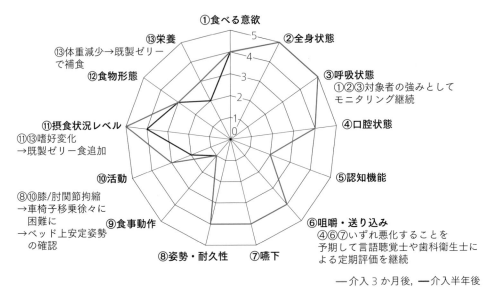

―― 介入3か月後，――介入半年後

図 5-28　多面的・包括的評価を踏まえた総合的モニタリングの一例（KT バランスチャートを用いた食支援）

・85 歳，女性：正常圧水頭症，脳血管性パーキンソニズム，認知症（進行中）。
・介入 3 か月後（色ライン）と介入半年後（黒ライン）の変化を確認します。認知機能低下が進むなかで，各項目のモニタリングだけでなく，項目間にまたがる課題の連結を行い，総合的視点から介入方法を考えます。

〔KT バランスチャートは，小山珠美（編）：口から食べる幸せをサポートする包括的スキル　KT バランスチャートの活用と支援第 2 版．pp12-92，医学書院，2017 を参考に作成〕

- **支援状況**：家族とのコミュニケーション状況，地域内での情報共有状況，ケアプラン遂行状況と適切な変更や調整の有無
- **目標達成度**：設定したゴールがどれだけ達成されているかを定期的に評価
- **QOL**：満足感，幸福感，安心感や生活の快適性・豊かさなど
  （具体的な測定方法は煩雑なので，「今の生活が楽しいですか？　続けたいですか？」など簡易な聞き取りで対応します）
- **総合評価**：健康状態，栄養状態，心身機能，認知機能，口腔機能，食事摂取状況，ADL などの複合的評価

　以上のような観点から，対象者の社会面への介入内容やゴール設定，モニタリングを行う具体的プランを作成します。この際に，対象者とその家族と協力して介入プランを進めることが重要です。介入困難な場合は，専門家や地域の関係者と連携しながら，個々の状況に合わせたプランを立てる必要があります。最終的な目標は，適切なリハビリテーション・栄養・口腔管理を実践し，総合的な QOL 向上や健康維持を支援することです。

　最後に，要介護高齢者の支援に **ICT 活用**は必須になります。これは特に過疎地域で有効に活用すべき技術です。センサー技術を利用した高齢者のリアルタイムな日常生活モニタリングや健康モニタリングだけでなく，パソコンやスマートフォン，スマートデバイスを利用した参加や活動・交流が必須になります。介入側は，利用できそうな先端

技術の仕組みを把握して，早期導入できるように知識や情報を常にアップデートする必要があります。

謝辞

　本項の執筆にあたり，「見える事例検討会」に関する記述や実例などに，終始適切な助言を賜り，また丁寧に指導してくださった八森　淳先生(つながるクリニック院長)・大友路子様(つながるクリニック地域連携室長)に深謝いたします。

文献

1) Makizako H, Shimada H, Doi T, et al：Social Frailty Leads to the Development of Physical Frailty among Physically Non-Frail Adults：A Four-Year Follow-Up Longitudinal Cohort Study. Int J Environ Res Public Health 15(3)：490, 2018

2) つながるクリニック：〜「見える事例検討会®」〜解決につなげる実践的チームづくり. https://www.youtube.com/watch?v=quX5k43-suw(アクセス：2023.8.30)

3) 八森　淳：見える事例検討会(見え検)　マインドマップを応用した多職種カンファレンス. 治療 97(1)：96-100, 2015

4) 田中友規：フレイル予防のための重要なコツ. 医療経済研究・社会保険福祉協会(監)，辻　哲夫，飯島勝矢，服部真治(編)：地域で取り組む高齢者のフレイル予防. pp24-43, 中央法規, 2021

5) 原田和宏，二瓶健司：地域生活のひろがりに着目した介護予防評価—E-SAS の開発・検証・実践応用—. 理学療法学 37(4)：306-309, 2010

6) 日本理学療法士協会：E-SAS 高齢者のイキイキとした地域生活作りを支援するアセスメントセット. https://www.jspt.or.jp/esas/index.html(アクセス：2023.8.27)

10

リハビリテーション・栄養・口腔管理の複合的介入とゴール設定・モニタリング項目

リハビリテーション・栄養・口腔管理の三位一体の重要性

　リハビリテーション・栄養・口腔管理は，それぞれ「機能」「活動」「参加」といった生活機能を高めるために重要です(➡ **21 頁**，図3-1)。しかし，低栄養，サルコペニア，口腔状態不良の場合には，リハビリテーションだけがんばって行っても，生活機能はあまり改善しません。栄養管理が不適切な状態でリハビリテーションだけがんばると，低栄養やサルコペニアが悪化して，むしろ生活機能が低下する恐れがあります。口腔状態が悪いと，十分な栄養摂取ができず，栄養状態が悪化して口腔機能のさらなる悪化につながることがあります。一方，栄養状態や口腔状態を改善しながらリハビリテーションを行うと，生活機能がより改善します。そのため，**リハビリテーション・栄養・口腔管理の三位一体の取り組みが，生活機能を最大限高めるために重要**です(図5-29)。ただし三位一体の前に，**リハビリテーションと栄養，リハビリテーションと口腔管理，栄養と口腔管理の二位一体**の取り組みを行うことが必要です。これらの二位一体の取り組みをすべて行って初めて，三位一体に取り組むことができます。

リハビリテーションと栄養の二位一体

　リハビリテーションと栄養の二位一体は，**リハビリテーション栄養**です(図5-30)。リハビリテーション栄養とは，国際生活機能分類(ICF)による全人的評価と栄養障害・サルコペニア・栄養素摂取の過不足の有無と原因の評価，診断，ゴール設定を行ったうえで，障害者やフレイル高齢者の栄養状態・サルコペニア・栄養素摂取・フレイルを改善し，「機能」「活動」「参加」，QOL を最大限高める「リハビリテーションからみた栄養管理」や「栄養からみたリハビリテーション」と定義されています[1]。

　リハビリテーション栄養は，急性期病院では栄養サポートチーム(医師，管理栄養士，看護師，薬剤師，臨床検査技師などの多職種チーム，nutrition support team；NST)に理学療法士(physical therapist；PT)，作業療法士(occupational therapist；OT)，言語聴覚士(speech therapist；ST)，リハビリテーション科医師が参加する形で行われることが多いです。回復期リハビリテーション病棟では，管理栄養士が病棟専任で勤務して，理学療法士，作

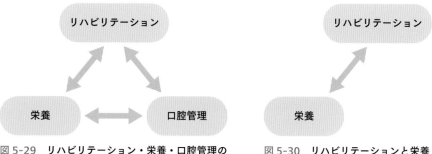

図 5-29　リハビリテーション・栄養・口腔管理の
三位一体

図 5-30　リハビリテーションと栄養
の二位一体

業療法士，言語聴覚士，リハビリテーション科医師と連携する形で行われることが多い
です。

**介護現場では理学療法士と管理栄養士の 2 職種での連携が，リハビリテーション栄
養の基本形**となることが多いです。理学療法士がサルコペニアの有無と原因，管理栄養
士が栄養状態(低栄養，過栄養)の有無と原因を評価して，情報共有します。次に，生活機
能を最も高めることができる体重が何 kg か，その体重になった場合の生活機能がどの
程度改善するかを，理学療法士と管理栄養士で話し合います。その体重が，栄養の長期
ゴールとなります。その後，本人の希望や意向を確認したうえで，SMART な体重の
ゴールを設定します。体重増加が目標であれば，管理栄養士はエネルギーやたんぱく質
の摂取量を増やし，理学療法士は筋肉で体重が増えるように筋力増強運動を含めた運動
を行います(図5-31)。体重減少が目標であれば，管理栄養士はエネルギー(糖質と脂質)の
摂取量を減らし，PT は体脂肪で体重が減るように筋力増強運動や有酸素運動を含めた
運動を行います。

リハビリテーションと口腔管理の二位一体

リハビリテーションと口腔管理の二位一体の一部は，**口腔リハビリテーション**といえ
ます(図 5-32)。摂食嚥下障害の方が口から食べられるようになるには，口腔や摂食嚥下
のリハビリテーションが必要で，**医科歯科連携**が重要です。しかし実際には，医科(言
語聴覚士，看護師など)だけ，歯科(歯科医師，歯科衛生士)だけで行われていることが少なく
ありません。介護現場での医科歯科連携が重要です。

口腔状態が悪いと，リハビリテーションを行っても生活機能の改善が悪いことが明ら
かになっています。また，口腔状態が改善すると，日常生活活動(ADL)がより改善する
こともわかっています。要介護高齢者を対象に行った研究では，咬み合わせが悪い(奥
歯で上下の歯が自分の歯もしくは義歯でそろっていない)場合に摂食嚥下機能が悪いことがわか
りました(図5-33)。また，摂食嚥下機能が悪いと栄養状態と ADL の自立度が悪いこと，
栄養状態が悪いと ADL の自立度が悪いこともわかりました。これより，摂食嚥下機能，
栄養状態，ADL をより改善するためには，義歯を作製して咬み合わせをよくすること
が重要といえます。また，老人保健施設の入所者では，咬み合わせと ADL の自立度が

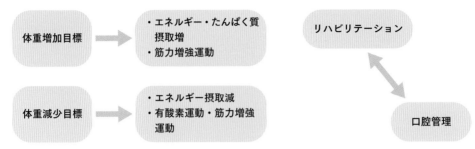

図 5-31　体重の目標とリハビリテーション栄養

図 5-32　リハビリテーションと口腔
管理の二位一体

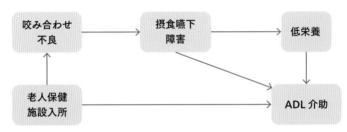

図 5-33　咬み合わせ・摂食嚥下障害・栄養・ADL の関係

悪いこともわかりました。そのため，老人保健施設では特に，リハビリテーションと口腔管理の二位一体が重要かもしれません。

　介護現場では，**理学療法士・作業療法士・言語聴覚士と歯科衛生士の連携**が重要です。口腔管理では，口腔状態や咬み合わせをできるだけよい状況にします。その結果，生活機能がより改善することがあります。

栄養と口腔管理の二位一体

　栄養と口腔管理の二位一体は，口腔機能や摂食嚥下機能の改善，維持，悪化軽減のために重要です（図 5-34）。口腔状態が悪いと，十分に食事を摂取できずに栄養状態が悪くなりがちです。栄養状態が悪くなると，全身だけでなく口腔や摂食嚥下にかかわる筋肉量や筋力が低下して，サルコペニアが進行します。**オーラルサルコペニア**（舌などの筋肉量・筋力低下による機能低下）や**サルコペニアの摂食嚥下障害**（全身と摂食嚥下関連筋の筋肉量・筋力低下による摂食嚥下障害）を認めると，経口摂取がより難しくなり，栄養状態がさらに悪化する悪循環になりがちです。この悪循環を断ち切るために，栄養と口腔管理の二位一体が重要です。

　介護現場では，**管理栄養士と歯科衛生士の連携が基本形**となることが多いです。口腔管理では，口腔状態や咬み合わせをできるだけよい状況にします。その結果，栄養状態がより改善することがあります。サルコペニアの摂食嚥下障害を認める場合，摂食嚥下機能の改善には栄養改善が重要です。理想体重 1 kg あたり 1 日 30〜35 kcal 以上での

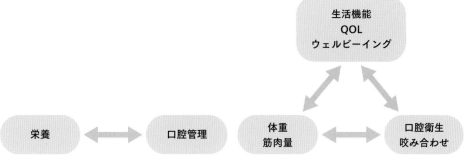

図 5-34　栄養と口腔管理の二位一体

図 5-35　リハビリテーション・栄養・口腔管理の
モニタリング

栄養管理を行い，BMI 18.5 以上を目指します。低栄養のままでは，サルコペニアの摂食嚥下障害の改善はあまり期待できません。

リハビリテーション・栄養・口腔管理の三位一体とモニタリング項目

リハビリテーション・栄養・口腔管理の三位一体での取り組みは，**理学療法士・作業療法士・言語聴覚士，管理栄養士，歯科衛生士の連携が基本形**となることが多いです。リハビリテーション・栄養・口腔管理の重要性を理解している**看護師，医師，歯科医師**が，連携の中心的な存在となることもあります[2]。リハビリテーションと栄養，リハビリテーションと口腔管理，栄養と口腔管理の二位一体の取り組みを同時に行えば，三位一体の取り組みとなります。

リハビリテーションのモニタリング項目は，「機能」「活動」「参加」といった生活機能やQOL，ウェルビーイングです。栄養のモニタリング項目で重要なものは体重や筋肉量であって，血清アルブミン値などの検査値ではありません。口腔管理のモニタリングは，口腔衛生状態と咬み合わせです。これらはお互いに影響を与え合いますので，別々にモニタリングするのではなく，多職種で同時にモニタリングすることが重要です（図5-35）。また，**薬剤の副作用**でリハビリテーション・栄養・口腔管理のすべてが悪化していることがあります。そのため，薬剤の副作用の有無を確認することも重要です（➡ **64 頁**，第 3 章「処方薬の評価」）。

文献
1) Wakabayashi H：Rehabilitation nutrition in general and family medicine. J Gen Fam Med 18(4)：153-154, 2017
2) Wakabayashi H：Triad of rehabilitation, nutrition, and oral management for sarcopenic dysphagia in older people. Geriatr Gerontol Int 24 Suppl 1：397-399, 2024

11 リハビリテーション 栄養ケアプロセス

リハビリテーション栄養ケアプロセスとは

リハビリテーション(以下, リハ)栄養ケアプロセス[1)]は, 障害者やフレイル高齢者の栄養状態, サルコペニア, 栄養素摂取, フレイルに関連する問題に対して, 質の高いリハ栄養ケアを行うための体系的な問題解決手法です。**リハ栄養ケアプロセスは5つのステップ, ①リハ栄養アセスメント・診断推論, ②リハ栄養診断, ③リハ栄養ゴール設定, ④リハ栄養介入, ⑤リハ栄養モニタリングで構成されます**(図5-36)。看護師にとっては, 対象者の問題やニーズに合わせて質の高い看護を提供するための体系的アプローチである看護過程(nursing process)と似ているため, なじみやすいかもしれません。このリハ栄養ケアプロセスは繰り返し行われるもので, 対象者の状態の変化や新たな問題に柔軟に対応することができます。

このプロセスを適切に適用することで, 対象者の「機能」「活動」「参加」や生活の質

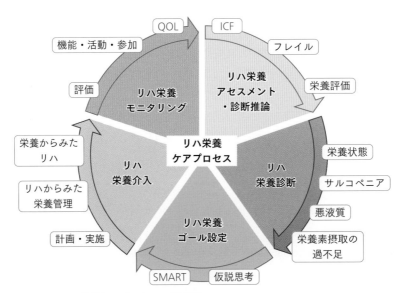

図5-36 リハ栄養ケアプロセスの概念図

〔Wakabayashi H：Rehabilitation nutrition in general and family medicine. J Gen Fam Med 18(4)：153, 2017〕

(QOL)を最大限に高めるための質の高いリハ栄養ケアを実践することができます。

リハビリテーション栄養アセスメント・診断推論

リハ栄養アセスメントでは全人的な評価ツールとして国際生活機能分類(ICF)(➡ **21** 頁, 図 3-1)を推奨していますが, 高齢者総合機能評価(CGA)や看護診断などリハ栄養チームに応じたツールを用いることもできます。重要な点は, リハ栄養的問題に関連する多面的な情報を網羅的に評価することです(表 5-22)[1]。

診断推論は, 医師や他の医療専門家が対象者の症状, 臨床所見, 検査結果などの情報をもとに, 可能性のある診断を特定し, その診断を確定するための思考プロセスを指します(表 5-23)[2]。診断推論は経験や知識の深さによって異なる場合があり, 臨床的な経験や直感も診断推論において重要な役割を果たすことがあります[3]。

リハビリテーション栄養診断

リハ栄養診断は, リハ栄養的に問題となる状態を端的な用語でまとめたものです。リハ栄養診断は 3 領域の大項目と 12 の小項目から構成されます(表 5-24)。1 人の対象者において, 複数のリハ栄養問題が併存する場合もあります。

▌栄養障害

低栄養や過栄養およびそれらのリスクは診断基準に基づき判断します(例：低栄養は GLIM 基準を用いる。過栄養は BMI や腹囲の基準値を用いる)。

栄養素の不足状態は, 特定の栄養素が体内に不足している状態です。摂取量が必要量に充足していない場合と, 摂取量は正常であるが体内での需要や排泄の増大によって不

表 5-22 **リハビリテーション栄養アセスメントの評価指標例**

- 病歴(現病/既往/併存症, 急性・慢性の有無など)
- 病前の生活状況および今後の意向
- 機能検査(嚥下, 呼吸, 身体, 認知など)
- ADL/IADL/社会的参加状況
- 食事・栄養歴(栄養素の摂取量, 食形態, 嗜好・食習慣など)
- 身体計測/体組成分析
- 生化学的検査(血液, 尿, 便など)
- 臨床所見
- 薬剤処方

〔日本リハビリテーション栄養学会(編)：リハビリテーション栄養 2.0 —リハ栄養の新たな定義とリハ栄養ケアプロセス. リハビリテーション栄養 1(1)：17-21, 2017 を一部改変〕

表 5-23 **診断推論のステップ**

情報収集	対象者からの病歴, 身体検査, その他の臨床情報を収集
情報の解析と統合	すべての情報を評価し, それらがどの診断に一致するかを考慮
初期の仮診断のリスト作成	収集された情報に基づいて, 考えられる診断のリストを作成
追加のテストや検査の決定	仮診断を確認または除外するためのテストや検査を決定
診断の確定	すべての情報とテスト結果を考慮して, 最終的な診断を下す

〔日本リハビリテーション栄養学会(監), 若林秀隆(編著)：リハビリテーション栄養ポケットマニュアル. 医歯薬出版, 2018 を参考に作成〕

表 5-24　リハビリテーション栄養診断名一覧

大項目	小項目
① 栄養障害	• 低栄養 • 過栄養 • 栄養障害のリスク状態(低栄養，過栄養) • 栄養素の不足状態 • 栄養素の過剰状態
② サルコペニア	• あり • 筋肉量のみ低下 • 筋力 and/or 身体機能のみ低下
③ 栄養素摂取の過不足	• 栄養素の摂取不足 • 栄養素の摂取過剰 • 栄養素摂取不足の予測 • 栄養素摂取過剰の予測

※ ①～③ は認めなければ「なし」と判断。
〔若林秀隆：リハビリテーション栄養. 若林秀隆, 荒木暁子, 森みさ子(編)：サルコペニアを防ぐ！　看護師によるリハビリテーション栄養. p6, 医学書院, 2017 を改変〕

足が生じる場合，またはそれらの複合の場合があります。

　栄養素の過剰状態は，特定の栄養素が体内に過剰に存在している状態です。過剰摂取の場合と，消費や排泄の低下によって起こる場合と，それらの複合の場合があります。

サルコペニア

　サルコペニアの診断はアジアワーキンググループ(AWGS 2019)のサルコペニア診断基準が用いやすいです(➡ 28 頁，図 3-5)。

栄養素摂取の過不足

　栄養素の摂取不足は，栄養素の不足状態や欠乏状態，症状の有無にかかわらず，評価の時点で必要量に対し，摂取不足が認められる状態です。

　栄養素摂取不足の予測は，評価時点で栄養素の摂取不足は認めないが，医学的状況や生活環境などから，今後栄養素の摂取不足が予測される状態です。

　栄養素の摂取過剰と栄養素摂取過剰の予測も同様に，栄養素の過剰状態や症状の有無にかかわらず，必要量に対し摂取過剰が認められる，あるいは予測される状態のことです。「日本人の食事摂取基準」や診療ガイドラインなどを基準に判断します。

リハビリテーション栄養ゴール設定

　リハ栄養ゴール設定は何を達成したいのか，どの方向に進むべきかを明確にします。目標が明確になると，どのような介入をすべきか具体的に設定することができます(例：体重を 1 か月で 1 kg 増加するための必要エネルギー量を設定できる)。また，進捗を定期的に評価し，必要な調整を行うための基準が提供されます。SMART なゴール設定(➡ 86 頁)が望まれます。

リハビリテーション栄養介入

リハ栄養診断によって明らかになったリハ栄養的問題に対し，それぞれのゴールを達成するために，介入を計画し実践します。**リハ栄養介入は，「リハからみた栄養管理」と「栄養からみたリハ」の両輪で成り立ちます**。リハ栄養は多職種で実践されるため，チームで共通に理解し協働できるよう，いつ，どこで，誰が，何を，どのように実践するかを明らかにしておく必要があります。

■ リハビリテーションからみた栄養管理

リハからみた栄養管理は，ICF やリハを考慮したうえで，栄養状態やサルコペニアを改善し，「機能」「活動」「参加」，QOL を最大限に高めることです。リハの負荷や実施内容，現在の状態とゴールを考慮して栄養管理を行います。たとえば，低栄養やサルコペニアの対象者に対してはエネルギー消費量にエネルギー蓄積量を加味して必要エネルギー量を設定する栄養管理法である「攻めの栄養療法」を行います[4]。一方，体重減少によって ADL の向上が見込める場合には，減量を目的としてエネルギー量を設定します。

■ 栄養からみたリハビリテーション

栄養からみたリハは，栄養状態，サルコペニア，ICF，栄養管理を考慮したうえで，栄養状態，サルコペニアを改善し，「機能」「活動」「参加」，QOL を最大限に高めるリハのことです。飢餓時や手術後や炎症を伴う病気で代謝が亢進している時期(異化期)，適切な栄養管理が行われていない場合や栄養状態の悪化が予測される場合には，機能維持を目標とするリハ介入を設定します。栄養状態が良好，侵襲がなく適切な栄養管理が行われている，栄養状態の改善が予測される場合には，機能改善を目指したリハ介入が設定できます。ここでのリハとは，理学療法士・作業療法士・言語聴覚士が行う理学療法，作業療法，言語聴覚療法のみではなく，看護，栄養療法，心理療法，ソーシャルワーク，口腔管理，薬剤調整など，障害のある人を全人的に支援し社会的な目指す広義のリハを示します。

リハビリテーション栄養モニタリング

リハ栄養モニタリングによって，リハ栄養の介入によって期待された効果・結果が得られたかを確認します。定期的なモニタリングは，新たな問題の発生や介入による好ましくない影響を早期に発見し，必要な調整を迅速に行うことができます。

リハ栄養介入によって効果が得られている場合は，問題が解決したか，あるいは介入を継続するかを判定します。効果が得られていない場合は，経過を振り返り，介入やゴール設定が適切であったか，阻害要因は何かをアセスメントする必要があります。モニタリング後にはゴール設定を見直し，次のサイクルにつなげます。評価すべき項目と評価の頻度，誰が評価をするかは介入開始前に決定する必要があります。

文献

1) 日本リハビリテーション栄養学会(編)：リハビリテーション栄養 2.0—リハ栄養の新たな定義とリハ栄養ケアプロセス．リハビリテーション栄養 1(1)，2017
2) 日本リハビリテーション栄養学会(監)，若林秀隆(編著)：リハビリテーション栄養ポケットマニュアル．医歯薬出版，2018
3) 若林秀隆，前田圭介，百崎　良，ほか：リハビリテーション栄養における診断推論—日本リハビリテーション栄養学会によるポジションペーパー．リハビリテーション栄養 6(2)：267-276, 2022
4) 西岡心大，中原さおり，高崎美幸，ほか：攻めの栄養療法の概念と臨床への適用—日本リハビリテーション栄養学会管理栄養士部会によるポジションペーパー．リハビリテーション栄養 6(1)：77-93, 2022

第 6 章

ケースでみる
一体的ケアのための
実施計画書

体重減少で義歯不適合となり，身体機能や認知機能が低下してきたケース

▋ 概要

　独居生活中に十分な食事がとれなかったことにより体重減少が起こり，義歯が不適合となり，その後身体機能や認知機能が低下したケースです。住宅型有料老人ホームに入居して約半年後，体重減少を主訴に主治医から訪問栄養指導の依頼がありました。管理栄養士によるアセスメントを行った結果，義歯不適合，身体機能低下，認知機能低下があることがわかり，主治医に報告しました。主治医から，介護支援専門員に報告され，往診医師，往診歯科医師，施設看護師，施設介護職員，通所理学療法士，訪問管理栄養士によるリハビリテーション，栄養，口腔管理の一体的な介入を行いました。認知機能低下を伴う状態で活動量を増やすことは難しかったのですが，一体的に介入を行うことで継続的に自主トレーニングができるように支援し，身体機能の改善へつなげることができました。

　介入のポイントは，① 口腔機能と栄養状態の改善を同時に行う，② 活動量を考慮した必要栄養量の設定，③ 継続したリハビリテーション，運動ができるような支援，④ 必要だと思われるケアは職種の専門にこだわらず，かかわる職種全体で担ったことです。限られたサービス提供の範囲で連携し，体重増加，筋肉量の増加，口腔衛生状態の維持，口腔機能の改善につながりました。

▋ 利用者情報

　81歳，女性。結婚歴や親戚づき合いはなく，生活保護とケースワーカーの介入を受けながら一人暮らしをしていましたが，熱中症で倒れているところを発見され入院となりました。入院を機に要介護認定を受け，要介護2が認定されました。入院前の自宅の生活環境から，自宅での一人暮らしは困難と判断されたため，安心して生活できるように退院後は住宅型有料老人ホームへ入居となりました。既往歴に多発性脳梗塞はありますが，明らかな麻痺や嚥下障害はみられませんでした。入院前の食生活は調理能力が低下しており，買ってきたものを食べたり，温めて食べるような生活でした。その頃から体重は減り始め，食に興味もなくなったそうです。本人の記憶にある体重は45.0 kgでしたが，入居時は37.0 kgでした。入居後は食べやすいものがよいとの本人の希望もあり，全粥・きざみ食を食べています。入居後半年で33.7 kgまで体重減少したため，訪問栄養指導の介入開始となりました。

- **現病歴**：多発性脳梗塞，変形性腰椎症，うっ血性心不全(NYHA 心機能分類：Ⅰ)(すべて時期不明)
- **服薬情報**：カルベジロール錠 2.5 mg 朝食後 1 錠，スピロノラクトン錠 25 mg 朝食後 1 錠，マグミット®錠 330 mg 毎食後 1 錠，オロパタジン塩酸塩錠 5 mg 朝夕食後各 1 錠
- **身体所見**：身長 145 cm，体重 33.7 kg，BMI 16.0 kg/m^2
- **日常生活自立度**：要介護 2，障害高齢者の日常生活自立度 B1，認知症高齢者の日常生活自立度Ⅱa，改訂長谷川式簡易知能評価(Hasegawa's Dementia Scale-Revised version；HDS-R)19 点

■ **一体的アセスメント**
- **ADL**：バーセルインデックス(BI)60 点，屋外では介助歩行，屋内短距離では見守り歩行
- **サルコペニア評価**：下腿周囲長 23.8 cm，握力 9.2 kg。サルコペニアの可能性あり〔アジアのサルコペニアワーキンググループ(AWGS 2019)による診断基準[1]〕
- **栄養スクリーニング**：Mini Nutritional Assessment-Short Form(MNA®-SF)5 点
- **口腔・栄養スクリーニング[2]**：[口腔]硬い物を避け軟らかい物ばかり食べる，入れ歯を使っているに該当。[栄養]BMI 18.5 kg/m^2 未満，直近 1〜6 か月間における 3% 以上の体重減少に該当

■ **サービス担当者会議開催**
　COVID-19 流行時期であったため，管理栄養士と施設職員以外は介護支援専門員を介して書面での意見交換・情報共有を行った形の開催となっています。
- **往診医師**：入居後に食事管理されているにもかかわらず，体重が減っているのが気になります。低栄養を疑うため，管理栄養士に食事・栄養の評価をしてもらいたい。心不全による炎症の影響は低いと考えます。
- **歯科医師**：顎堤粘膜が薄くなり，義歯が合わなくなっています。粘膜の痛みもあるようですし，往診による治療，義歯の調整を行います。
- **通所理学療法士**：通所介護利用時は個別機能訓練を行います。下肢筋力の向上を目指し，安定した立位動作，歩行が行えるようにしていきます。立位が安定しないために，トイレでの排泄時に見守り，介助が必要となっているので，下肢筋力を向上させて自立を目指します。
- **施設介護職員**：入居当初は普通に食事を摂っていましたが，義歯に違和感があるのか，食事を食べ終わるのに 1 時間以上かかっています。残すことなく毎食全部きれいに食べられています。しかし，あまりにも時間がかかるのでお粥は小盛にしています。食事後は満腹になるようで，水分も時間をおかないと飲めません。食事は外部委託によるお弁当のため，こちらで加工することはできません。食事の量を増やすことはできますが，本人が食べられないと思います。自身での口腔ケア以外では，施設での義歯清掃は夕方 1 回のみです。生活保護費内での援助のため，自費負担は月 1 万

円以内でお願いしたい。

- **介護支援専門員**：要介護2での限度額内のサービスは，週2回通所介護，毎日2回の訪問介護・看護による排泄介助・安否確認です。キーパーソンとなる身寄りはいないため，施設職員が家族代わりとなって対応する方針です。
- **管理栄養士**：義歯が合わなくなっている原因として，著明な体重減少による可能性はないでしょうか。体重減少の原因は，エネルギー摂取不足だと思われます。義歯が合わずに粥食となっているので，全量摂取しても1,100 kcal程度となっています。その他，入居前の体重減少や食事摂取量の低下については，抑うつ症状による意欲低下の影響も疑います。下肢筋力の向上も必要だと思いますが，長期にわたり栄養は不足している状態なので，まずはエネルギーとたんぱく質を目標栄養量まで補うことが必要になります。それが達成できれば，筋肉量や体重増加を目指すための蓄積分の栄養を足していきます。

　栄養管理の長期目標もリハビリテーションと同じく「立位が安定し，トイレでの排泄が自立できる」とします。食事の様子を見たところ，食事に時間がかかってしまうのは抑うつ症状の影響，認知機能の低下も影響しているように思います。ただ栄養を補うだけではなく，本人が食事を楽しめるようにする支援も必要だと思いますので，施設職員と一緒に考えていきたいです。蓄積分の栄養を補うための方法は，本人の食べることへの負担，嗜好，費用面にも配慮して検討していきます。訪問時には，口腔体操や簡単な運動も取り入れるようにします。

▌リハビリテーション・栄養・口腔に係る実施計画書
　図6-1に本ケースの計画書を示します。

▌多職種での介入前の目標
・下肢筋力の向上，立位の安定を目指し，リハビリテーションを行います。
・管理された食事で健康面に不安なく生活が送れるように支援します。

▌一体的取り組みについて具体的にどう介入するか
① リハビリテーション・個別機能訓練
・目標栄養量が充足されるまでは，運動での負荷をかけすぎないように注意します。
・蓄積分を含めた目標栄養量が充足できるようになってから，リハビリテーションでも運動の強度を上げていきます。
② 栄養管理
・30分以内で食事を食べ終わるようにする工夫を施設職員と一緒に検討します。器がいくつもお膳に並んでいると迷う時間が長くなるので，お膳に並べる器の数は最小限にしてみます。
・口腔機能の改善に合わせて，最適な食形態の提案を行います。
・本人の食べることへの負担，嗜好，経済的負担を考慮しながら，補食内容の最適な方法を検討します。

図 6-1 リハビリテーション・栄養・口腔に係る実施計画書（通所系）

氏名：	○○　○○	殿	サービス開始日	X　年　4　月　10　日
			作成日　■初回□変更	X　年　4　月　19　日

生年月日	X　年　X　月　X　日		性別	男・⼥

計画作成者	リハビリテーション（　　○○　○○　　）　栄養管理（　　○○　○○　　）　口腔管理（　　○○　○○　　）			

要介護度	□要支援（□1　□2）　■要介護（□1　■2　□3　□4　□5）
日常生活自立度	障害高齢者：BI　　　　　　　　認知症高齢者：Ⅱa
本人の希望	①人のお世話を受けることなく1人でトイレに行きたい。 ②何とか歩いている状態なので，体力をつけたい。 ③入れ歯を気にせずに，美味しくご飯を食べたい。

共通	身長：（　145　）cm　体重：（　33.7　）kg　BMI：（　16.0　）kg/m² 栄養補給法：■経口のみ　□一部経口　□経腸栄養　□静脈栄養，　食事の形態：（全粥・キザミ食） とろみ：■なし　□薄い　□中間　□濃い リハビリテーションが必要となった原因疾患：（ 多発性脳梗塞，変形性腰椎症 ）　発症日・受傷日：（ X ）年（ 10 ）月 合併症： ■脳血管疾患　□骨折　□誤嚥性肺炎　■うっ血性心不全　□尿路感染症　□糖尿病　□高血圧症　□骨粗しょう症　□関節リウマチ　□がん　□うつ病　■認知症　□褥瘡 （※上記以外の）□神経疾患　□運動器疾患　□呼吸器疾患　□循環器疾患　□消化器疾患　□腎疾患　□内分泌疾患　□皮膚疾患　□精神疾患　□その他 症状： □嘔気・嘔吐　□下痢　□便秘　□浮腫　□脱水　□発熱　■閉じこもり 現在の歯科受診について：かかりつけ歯科医　■あり　□なし　直近1年間の歯科受診：■あり（最終受診年月：X 年 3月）□なし 義歯の使用：■あり（□部分・■全部）　□なし その他：
課題	（共通）義歯不適合・認知機能の低下が食事摂取量の不足に影響している。また，筋力の低下がトイレ動作の自立を妨げているため，栄養状態・サルコペニアの改善が必要である。 （リハビリテーション・栄養・口腔） サルコペニア評価：下腿周囲長 23.8 cm，握力 9.2 kg。サルコペニアの可能性あり。 栄養スクリーニング：MNA-SF 5 点 口腔・栄養スクリーニング：硬いものを避け，軟らかいものばかり食べると義歯を使っているに該当 （上記に加えた課題） □食事中に安定した正しい姿勢が自分で取れない　□食事に集中することができない　□食事中に傾眠や意識混濁がある □歯（義歯）のない状態で食事をしている　□食べ物を口腔内にため込む　□固形の食べ物を咀しゃく中にむせる □食後，頬の内側や口腔内に残渣がある　□水分でむせる　□食事中，食後に咳をすることがある □その他（　　　　）
方針・目標	（共通）体重・筋力増加，体力向上を目指した介入を行い，トイレ自立が可能となるように支援する。 （リハビリテーション・栄養・口腔） 短期目標：1か月で体重を1kg増やす。　　　　　　　　　　長期目標：6か月後に6kg体重増加（39.7 kg，BMI 18.9 kg/m²） 　　　　　30分以内に食事が食べられるようになる。　　　　　　　　トイレ自立が可能となる。 （上記に加えた方針・目標） ■歯科疾患（□重症化防止　□改善　■歯科受診）　　　　■口腔衛生（□維持　□改善（　　　　　）） ■摂食嚥下等の口腔機能（■維持　□改善（　　　　　　））　　■食形態（□維持　■改善（　　　　　　）） ■栄養状態（□維持　■改善（　　　　　　））　　　　　　□音声・言語機能（□維持　□改善（　　　　　　）） □誤嚥性肺炎の予防　　　　　　　　　　　　　　　　　　□その他（　　　　　　　）
実施上の注意事項	現状では必要栄養量を充足出来ていないため，必要栄養量が充足できるようになってから運動の強度を上げていくこと。また，自主練の頻度や程度が一定ではないことが予想されるため，モニタリングしていくこと。
生活指導	日中は食堂へ出て，施設職員見守り下で自主トレを行っていただく。また，施設職員や他の入居者と会話を楽しむ，管理栄養士の訪問時に口腔体操等を行うことで，口腔機能の維持を図る。
見通し・継続理由	

（つづく）

1　体重減少で義歯不適合となり，身体機能や認知機能が低下してきたケース　　**149**

図 6-1　リハビリテーション・栄養・口腔に係る実施計画書（通所系）（つづき）

リハビリテーション	栄養	口腔
評価日：　X　年　4　月　10　日	評価日：　X　年　4　月　10　日	評価日：　X　年　4　月　10　日

評価時の状態

リハビリテーション

【心身機能・構造】
■ 筋力低下　□ 麻痺　□ 感覚機能障害
□ 関節可動域制限　□ 摂食嚥下障害
□ 失語症・構音障害　□ 見当識障害
□ 記憶障害　□ 高次脳機能障害
□ 疼痛　□ BPSD
歩行評価　□ 6 分間歩行　□ TUG test
（　　　　　　　　　　　　　　　　）
認知機能評価　□ MMSE　■ HDS-R
（　19 点　　　　　　　　　　　　）

【活動】※課題のあるものにチェック
基本動作：
□ 寝返り　□ 起き上がり　□ 座位の保持
□ 立ち上がり　■ 立位の保持
ADL：BI（ 60 ）点
□ 食事　□ 移乗　□ 整容　■ トイレ動作
□ 入浴　■ 歩行　□ 階段昇降　□ 更衣
□ 排便コントロール　■ 排尿コントロール
IADL：FAI（ 2 ）点

【参加】
週 2 回デイサービス利用
自ら他者との交流はされない
テレビを観る以外の楽しみがない

栄養

低栄養リスク　□ 低　■ 中　□ 高
嚥下調整食の必要性　□ なし　■ あり
□ 生活機能低下
3% 以上の体重減少　□ 無
　　　　　　　　　■ 有（　　kg/　月）

【食生活状況】
食事摂取量（全体）100%
食事摂取量（主食）100%
食事摂取量（主菜/副菜）　100%／ 100%
補助食品など：
食事の留意事項　□ 無　□ 有（　　　　）
薬の影響による食欲不振　■ 無　□ 有
本人の意欲（　　　ふつう　　　）
食欲・食事の満足感（　まあよい　）
食事に対する意識（　　ふつう　　）

【栄養量（エネルギー / たんぱく質）】
摂取栄養量：（ 33 ）kcal/kg,（ 1.3 ）g/kg
提供栄養量：（ 33 ）kcal/kg,（ 1.3 ）g/kg
必要栄養量：（ 47 ）kcal/kg,（ 1.5 ）g/kg

【GLIM 基準による評価※】
□ 低栄養非該当　□ 低栄養（□ 中等度
□ 重度）
※医療機関から情報提供があった場合に記入する。

口腔

【誤嚥性肺炎の発症・既往】
□ あり（直近の発症年月：　　年　月）
■ なし
【口腔衛生状態の問題】
□ 口臭　□ 歯の汚れ　□ 義歯の汚れ
□ 舌苔
【口腔機能の状態の問題】
□ 奥歯のかみ合わせがない　□ 食べこぼし
□ むせ　□ 口腔乾燥　□ 舌の動きが悪い
□ ぶくぶくうがいが困難※1
※1　現在，歯磨き後のうがいをしている方に限り確認する。

【歯科受診の必要性】
■ あり　□ なし　□ 分からない

【特記事項】
■ 歯（う蝕，修復物脱離等），義歯（義歯不
適合等），歯周病，口腔粘膜（潰瘍等）の疾
患の可能性
□ 音声・言語機能に関する疾患の可能性
□ その他（　　　　　　　　　　　　　　）
記入者：□ 歯科衛生士　　　■ 看護職員
　　　　□ 言語聴覚士

具体的な支援内容

リハビリテーション

① 課題：筋力低下
介入方法
・筋力増強運動
・基本動作運動
・立ち上がり運動
・自主運動指導（自主トレを 20 分，定着
　してできるように）
期間：3 か月（月）
頻度：週 2 回，時間：20 分/回

② 課題：歩行不安定
介入方法
・歩行運動
・
・
期間：3 か月（月）
頻度：週 1 回，時間：20 分/回

③ 課題：
介入方法
・
・
・
期間：　　（月）
頻度：週　　回，時間：　　分/回

栄養

■ 栄養食事相談
■ 食事提供量の増減（■ 増量　□ 減量）
□ 食事形態の変更
（□ 常食　□ 軟食　□ 嚥下調整食）
■ 栄養補助食品の追加・変更
■ その他：
　・30 分以内で食事を食べ終わるよ
　　うにする工夫を職員と一緒に検討
　　する。
　・次に何を食べたらよいか迷わず
　　済むように，お膳に並べる器の数
　　を最小限にする。

総合評価：
□ 改善　□ 改善傾向　□ 維持
□ 改善が認められない
計画変更：
□ なし　□ あり

口腔

サービス提供者：
□ 歯科衛生士　■ 看護職員　□ 言語聴覚士

実施記録①：記入日（ X 年　4 月 17 日）
□ 口腔清掃
■ 口腔清掃に関する指導
■ 摂食嚥下等の口腔機能に関する指導
□ 音声・言語機能に関する指導
□ 誤嚥性肺炎の予防に関する指導
■ その他（　　　　　　　　　　　　　　）

実施記録②：記入日（　　年　　　月　　　日）
□ 口腔清掃
□ 口腔清掃に関する指導
□ 摂食嚥下等の口腔機能に関する指導
□ 音声・言語機能に関する指導
□ 誤嚥性肺炎の予防に関する指導
□ その他（　　　　　　　　　　　　　　）

実施記録③：記入日（　　年　　　月　　　日）
□ 口腔清掃
□ 口腔清掃に関する指導
□ 摂食嚥下等の口腔機能に関する指導
□ 音声・言語機能に関する指導
□ 誤嚥性肺炎の予防に関する指導
□ その他（　　　　　　　　　　　　　　）

特記事項

口腔の治療は，往診による歯科受診を利用する。

- 訪問時にはアセスメントを行い，栄養摂取量の過不足を確認します。
- 訪問時に座位でできる運動の促しを行い，体を動かす機会を増やします。
- 体重や下腿周囲長の変化，活動状況を確認し，蓄積分の栄養量の程度を調整します。

③ 口腔管理

- 本人による口腔ケアが不十分ではないか，看護師が口腔内の状態を確認します。
- 義歯は介護職が衛生状態を保てるように管理を行います。
- 管理栄養士の訪問時に音読や口腔体操を取り入れ，口腔機能の維持を目指します。
- 施設職員の見回り時，積極的に会話を促すことで口腔機能・認知機能の維持を目指します。

▌一体的取り組みの成果（6か月後）

　食事環境の調整を行った結果，食事は30分以内で食べ終わることができるようになりました。100 mLで200 kcal，たんぱく質8 gがとれる栄養補助食品を1日に2本補食として飲むことが可能となり，蓄積分を含んだ目標栄養量の確保が行えるようになりました。義歯の調整が終われば軟飯へ変更予定です。体重は目標達成とはなりませんでしたが，4.3 kg増加して38.0 kg（BMI 18.1 kg/m^2）となりました。

　介入期間中，心不全の増悪，浮腫は認められませんでした。蓄積分を含んだ目標栄養量の充足ができたことで，耐久性も増し，日々の活動量を増やすことができました。下腿周囲長は23.8 cmから27.8 cm，握力は9.2 kgから13.4 kgと筋肉量・筋力ともに改善がみられました。歩行時のふらつきはみられなくなりました。

　義歯の調整期間中に口腔体操などを行ったことで，咀嚼機能を維持できました。また，介入当初に比べ，発話も明瞭になり笑顔も増えました。

▌まとめ

　在宅（住宅型有料老人ホーム）では，病院や介護施設のように必要な職種の職員が揃っているわけではありません。また，要介護度によって限度額が決められているため，自費サービス利用以外はその範囲内での医療・介護サービス利用となります。そのため，必要だと思われるケアは職種の専門にこだわらず，かかわる職種全体で担う必要がありました。それぞれの職種が，それぞれの専門性のゴールだけをみて介入するのではなく，補い合いながら一体的に介入したことで相乗効果を上げることができたと考えます。

文献
1) Chen LK, Woo J, Assantachai P, et al：Asian Working Group for Sarcopenia：2019 Consensus Update on Sarcopenia Diagnosis and Treatment. J Am Med Dir Assoc 21(3)：300-307, e2, 2020
2) 厚生労働省：別紙様式6（口腔・栄養スクリーニング様式）.
   https://www.mhlw.go.jp/content/12404000/000755895.docx（アクセス：2023.8.20）

2

多疾患併存でポリファーマシーの独居高齢者のケース

▌概要

　多疾患併存でポリファーマシー(多剤併用・不適切処方)の在宅独居高齢者に対し，介護給付サービスと社会資源を併用し，介入したケースです。現病歴は，高度肥満(肥満3度)，2型糖尿病，高血圧症，脂質異常症，慢性心不全(NYHA分類I)，両変形性膝関節症，骨粗鬆症，うつ病，歯周病です。疾患が多数併存しているため，さまざまな医療機関で薬が処方され，ポリファーマシーの状態でした。また，生活意欲が低下し，日中のサービス利用時以外はベッド上での生活が中心でした。そこで，介護支援専門員を中心に，往診医師，理学療法士，薬剤師，歯科衛生士，介護職員，通所介護相談員，管理栄養士(配食サービスコーディネーター兼務，通所介護)とサービス担当者会議を開催し，医療と介護の多職種一体的な介入を行いました。

　介入のポイントは，① リハビリテーションと口腔衛生状態への影響を考えた服薬の調整，② リハビリテーションの効果と減量を考慮した必要栄養量の設定，③ 訪問介護時の時間配分を考えた福祉サービスの提供です。その結果，服薬の調整が可能となり，リハビリテーションと栄養が連携し，体重の減量，筋肉量の増加，口腔衛生状態の改善につながりました。リハビリテーション，口腔，栄養の取り組みの連携・強化につながりました。

▌利用者情報

　76歳，女性。身寄りがなく，アパートの1階で独居生活。20歳代より工場の事務員として勤めていましたが，58歳で急性心筋梗塞発症後に倦怠感が続き，介護が必要な状態となり職場復帰ができず退職しました。現在は，訪問診療，毎日訪問介護，週3回通所介護を利用しながら生活しています。もともと心配性であり，不安になると昼夜問わず介護支援専門員や医療機関に連絡します。精神面が不安定になると，買い物や食事の準備ができなくなります。その際は，訪問介護サービスで買い物や食事の準備を行っています。しかし，要介護2ということで介護給付に上限があるため，訪問介護の際の食事の準備が難しい状況です。日中は，通院・通所介護利用時以外は，ほとんどの時間をベッド上で過ごしており，昼夜逆転傾向です。金銭面では，生活保護を受給しています。

- **現病歴**：高度肥満(肥満3度)，2型糖尿病，高血圧症，脂質異常症，慢性心不全(NYHA

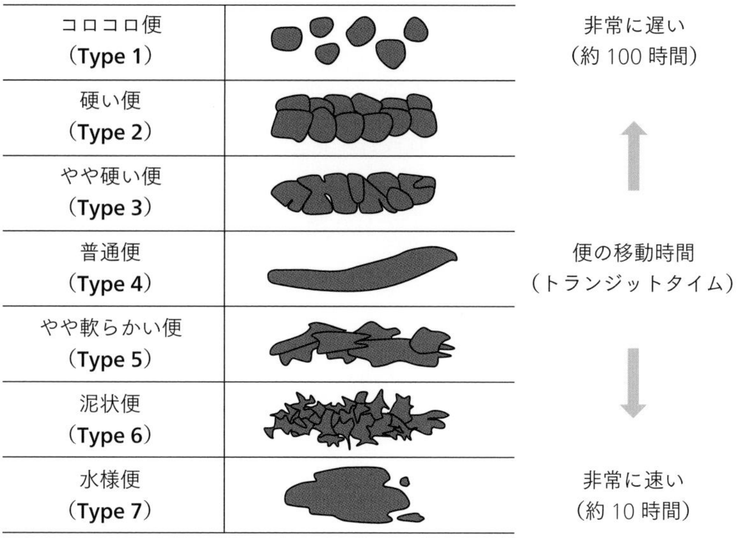

図 6-2　ブリストルスケール(Bristol stool chart)

〔O'Donnell LJ, Virjee J, Heaton KW：Detection of pseudodiarrhoea by simple clinical assessment of intestinal transit rate. BMJ 300(6722)：439-440, 1990／神山剛一：排便に関する基礎知識と排便障害に対する多職種での取り組み. 総合リハビリテーション 51(10)：1097, 2023 より〕

分類Ⅰ)，両変形性膝関節症，両膝人工関節置換術(10年前)，骨粗鬆症，うつ病，歯周病

- **本人の発言**：家で静かに穏やかに過ごしたい。食事に困ることがなく，生活がしたい。体調に不安があり，何かあったらすぐに駆けつけてもらいたい。自分の体が思うように動かず，すぐに疲れるようになってきているので寝てばかりいる。もう少し元気になりたい。
- **身体所見**：身長 148 cm，体重 80.6 kg，BMI 36.8 kg/m^2，収縮期血圧 142 mmHg，拡張期血圧 87 mmHg，脈拍 62 bpm・整。排便は1日2回，ブリストルスケール[1]の Type 6(図6-2)
- **日常生活自立度**：要介護2，障害高齢者の日常生活自立度 A2，認知症高齢者の日常生活自立度Ⅱ，身体障害者手帳なし
- **介護給付サービス利用頻度**：訪問介護：毎日，通所介護：週3日，福祉用具：自走式車椅子，特殊寝台，手すり
- **血液検査**：総タンパク(TP)6.8 g/dL，アルブミン(Alb)3.6 g/dL，LDL コレステロール 142 mg/dL，HDL コレステロール 37 mg/dL，トリグリセリド(TG)147 mg/dL，尿素窒素(BUN)28.5 mg/dL，空腹時血糖 128 mg/dL，ヘモグロビンA1c(HbA1c)6.6%，脳性ナトリウム利尿ペプチド(BNP)14.2 pg/mL，糸球体濾過量(e-GFR)35.4 mg/dL，クレアチニン(CRE)1.13 mg/dL
- **服薬情報**：ランソプラゾール OD 錠 15 mg 朝食後1錠，テルミサルタン錠 40 mg 朝食後1錠，アルファカルシドール 0.5 μg 朝食後1錠，ビソプロロールフマル酸塩錠 2.5 mg 朝食後1錠，アムロジピン錠 2.5 mg 朝食後1錠，エリキュース®錠 5 mg

朝食後 1 錠，ロスバスタチン錠 2.5 mg 朝食後 1 錠，モサプリドクエン酸塩錠 5 mg 夕食後 3 錠，ビオスリー®配合錠夕食後 3 錠，マグミット®錠 330 mg 夕食後 3 錠，メコバラミン錠 0.5 mg 夕食後 3 錠，アミトリプチリン塩酸塩錠 10 mg 夕食後 3 錠，ゾルピデム酒石酸塩錠 5 mg 朝昼夕食後各 1 錠，エチゾラム錠 0.5 mg 朝昼夕食後各 1 錠，センナエキス錠 80 mg 就寝前 1 錠，メトホルミン塩酸塩錠 250 mg 朝昼夕食後各 1 錠，ロキソプロフェン Na テープ 100 mg 1 日 1 回

▌一体的アセスメント
- **ADL**：バーセルインデックス(BI)60 点，車椅子移動，改訂長谷川式簡易知能評価(HDS-R)27 点
- **サルコペニア評価**：下腿周囲長 28.2 cm，握力 14 kg。サルコペニアの可能性あり(AWGS 2019 診断基準[2]による)
- **栄養スクリーニング**：MNA®-SF 9 点(A-2，B-3，C-1，D-0，E-0，F1-3)
- **口腔アセスメント**：Oral Health Assessment Tool 日本語版(OHAT-J，➡38頁，図3-9)[3]
  ① 口唇：0 点，② 舌：1 点(舌苔付着)，③ 歯肉・粘膜：1 点(部分的腫脹 6 歯分)，④ 唾液：1 点(べたつく粘膜，口渇感若干あり)，⑤ 残存歯：1 点(破折 2 本，残根歯 2 本)，⑥ 義歯：0 点(正常)，⑦ 口腔清掃：2 点(強い口臭あり，多くの部位に食渣あり)，⑧ 歯痛：0 点(疼痛を示す言動的，身体的特徴なし)

▌サービス担当者会議開催
介護支援専門員が中心となり，各専門職が集まりサービス担当者会議が開催されました。
- **往診医師(内科診療所)**：疾患のコントロールはできていますが，疲労感があるようです。薬の種類が多く，ポリファーマシーになっていないか，服薬の種類・量の検討が必要です。また，自宅で過ごす時間が多く，筋力の低下につながっている可能性があります。介護給付サービス利用のなかで機能訓練を積極的に行いたいです。
- **薬剤師(処方箋薬局)**：現在，さまざまな医療機関で処方されているため，精査する必要があります。しかし，本人は服薬することで体調面が落ち着いていると感じているので，往診医師と薬剤師から話をしたうえで，服薬の量の調整を行います。具体的なアプローチとして，「ブリストルスケールの Type 6 が 1 日 2 回」「OHAT-J の ④ 口渇感あり」について，服薬の副作用が影響している可能性がある薬剤の調整を行います。また，向精神薬を複数飲んでいるため，リハビリテーションの際の転倒に注意が必要です。
- **相談員(通所)**：通所介護利用時も自身で薬の数を数えてから服薬しています。服薬することで安心感を持っているため，服薬内容が変わった際は，利用時に本人が混乱しないようサポートします。
- **理学療法士(通所)**：通所介護利用時での個別機能訓練の長期目標は「自宅の浴槽で 1 人で入浴ができるようになる」です。日常生活活動(ADL)の入浴は一部介助です。立ち上がり動作，足先の洗身ができない状態です。本人が 1 人での入浴動作に不安が

あるため，自宅では入浴していません。そのため，週に3回の入浴です。自宅に訪問し浴室環境などを踏まえた個別の入浴介助訓練計画を作成し，自宅でも入浴ができるよう訓練します。変形性膝関節症の痛みがあるため，手押し車を使った立ち上がり運動・歩行運動を行っていますが，体重管理が必要です。

- **介護支援専門員**：福祉用具は自走式車椅子，特殊寝台，手すりを利用しています。多疾患を併存しているため栄養管理が重要ですが，要介護2の介護給付に上限があるため，配食サービスを利用することになりました。通所介護で週に3日は昼食の提供があるため，それ以外の昼食・夕食時に利用します。

- **訪問介護**：生活介護を中心に行います。掃除・洗濯・買い物が主になり，調理ができない状況です。栄養のことが気になりますが，本人の要望通りの食材を買っています。唐揚げ，天ぷらなどの揚げ物を頻繁に購入し，毎回デザートにプリンやケーキ類を購入しています。お米は，毎日2合炊き，3食に分けて食べています。口腔の状態は，うまくケアができていないようで，口臭が気になります。毎日私たちができるケア方法があれば行います。

- **管理栄養士**（通所・配食サービスコーディネーター）：栄養診断では，エネルギー摂取量過剰の予測，脂質過剰摂取，炭水化物過剰摂取です。栄養管理の長期目標は「自宅での入浴を可能にする」，短期目標は「3か月で筋肉量を落とさずに3kg(1kg/月)の減量を行う」です。現在の食事状況から，炭水化物・脂質が多い食事と考えます。たんぱく質量を増やし，主食を減らすような食事の提供を行います。提供栄養量は，1,200kcal，たんぱく質55g(エネルギー比18.5%)。不安を感じることが多いということなので，配食時に安否の確認や安心して在宅生活をしてもらえる支援を行います。

- **歯科衛生士**（通所）：OHAT-Jで確認したところ，歯周病が進み，残歯にも歯の動揺がみられます。口腔内の清掃が自身で可能となるように訪問介護での声かけ，口腔ケアのサポートを依頼します。

▌リハビリテーション・栄養・口腔に係る実施計画書
図6-3に本ケースの計画書を示します。

▌多職種での介入前の目標
・在宅生活が継続できるようリハビリテーションを行います。
・外出の機会を増やし，体を動かすことで体重の減量・体力の向上を目指します。

▌一体的取り組みについて具体的にどう介入するか
① リハビリテーション・個別機能訓練
・服薬内容や副作用を考慮し，リハビリテーション時は転倒事故につながらないように見守り体制をとります。
・摂取栄養量を確認しながら，リハビリテーションの強度を検討しモニタリングを行います。
・ゾルピデム酒石酸塩錠，アミトリプチリン塩酸塩錠，エチゾラム錠は，眠気などの副

図 6-3　リハビリテーション・栄養・口腔に係る実施計画書（通所系）

氏名：	○○　○○	殿	サービス開始日	X　年　7　月　10　日
			作成日　■初回 □変更	X　年　7　月　19　日

生年月日	X　年　X　月　X　日	性別	男・⦿女

計画作成者	リハビリテーション（　○○　○○（PT）） 栄養管理（○○　○○（RD）） 口腔管理（○○　○○（DH））

要介護度	□要支援（□1 □2）　□要介護（□1 ■2 □3 □4 □5）
日常生活自立度	障害高齢者：A2　　　　　　　認知症高齢者：Ⅱ
本人の希望	①家で静かに穏やかに過ごしたい ②食事に困ることなく，生活がしたい

共通	身長：（　148　）cm　体重：（　80.6　）kg　BMI：（　36.8　）kg/m² 栄養補給法：■経口のみ　□一部経口　□経腸栄養　□静脈栄養，　食事の形態：（　常食　） とろみ：■なし □薄い □中間 □濃い リハビリテーションが必要となった原因疾患：（高度肥満・両変形性膝関節症）　発症日・受傷日：不明 合併症： □脳血管疾患　□骨折　□誤嚥性肺炎　□うっ血性心不全　□尿路感染症　■糖尿病　■高血圧症　■骨粗しょう症　□関節リウマチ　□がん　■うつ病　□認知症　□褥瘡 （※上記以外の）□神経疾患　■運動器疾患　□呼吸器疾患　■循環器疾患　□消化器疾患　□腎疾患　□内分泌疾患　□皮膚疾患　□精神疾患　■その他（歯周病　） 症状： □嘔気・嘔吐　■下痢　□便秘　□浮腫　□脱水　□発熱　■閉じこもり 現在の歯科受診について：かかりつけ歯科医　■あり　□なし　直近1年間の歯科受診：■あり（最終受診年月：X年6月）□なし 義歯の使用：■あり（■部分・□全部）□なし その他：
課題	（共通） ポリファーマシーがあるため，IADL が低く活動量が少なくなっている可能性がある。また，体重のコントロールができてきておらず，活動量を増やす必要がある。 （リハビリテーション・栄養・口腔） サルコペニア評価：下腿周囲長 28.2 cm，握力 14 kg。サルコペニアの可能性あり。 （上記に加えた課題） □食事中に安定した正しい姿勢が自分で取れない　□食事に集中することができない　□食事中に傾眠や意識混濁がある □歯（義歯）のない状態で食事をしている　□食べ物を口腔内にため込む　□固形の食べ物を咀しゃく中にむせる □食後，頬の内側や口腔内に残渣がある　□水分でむせる　□食事中，食後に咳をすることがある □その他（　　　　　　　　　）
方針・目標	（共通） 体重の減量・体力向上を中心とした介入を行い，在宅生活の継続ができるよう支援する。 （リハビリテーション・栄養・口腔） 短期目標：3 か月で筋肉量を落とさずに 3 kg（1 kg/月）の　　　長期目標：6 か月後に 6 kg の減量（76.6 kg，BMI 34.1kg/m²）。 　　　　　　減量を行う。　　　　　　　　　　　　　　　　　　　　　　　　自宅での入浴が可能になる。 （上記に加えた方針・目標） □歯科疾患（■重症化防止　□改善　□歯科受診）　　　　□口腔衛生（□維持　■改善（　　　　　　　　　　）） □摂食嚥下等の口腔機能（■維持　□改善（　　　　　　　　））　□食形態（■維持　□改善（　　　　　　　　　　）） □栄養状態（□維持　■改善（体重減量のため，1,200 kcal））　　□音声・言語機能（■維持　□改善（　　　　　　　　　　）） □誤嚥性肺炎の予防　　　　　　　　　　　　　　　　　　　　□その他（　　　　　　　　　　　　　　　　　））
実施上の注意事項	疲労感がみられる。ポリファーマシーのため，服薬の種類・量の検討を行う。その期間，心身の状態の変化をしっかりとモニタリングする。
生活指導	本人と訪問介護の職員に，中食の選び方を指導し食生活を整える。さらに，歯周病・口臭が悪化しないよう口腔ケアを徹底する。
見通し・継続理由	服薬調整を行いながらリハビリテーション・栄養・口腔の介入を行うことで在宅生活の継続につなげる。本人の意欲があるため，計画を遂行する。

（つづく）

図 6-3 （つづき）

	リハビリテーション	栄養	口腔
	評価日： X 年 7 月 10 日	評価日： X 年 7 月 10 日	評価日： X 年 7 月 10 日
評価時の状態	**【心身機能・構造】** ■ 筋力低下　□ 麻痺　□ 感覚機能障害 ■ 関節可動域制限　□ 摂食嚥下障害 □ 失語症・構音障害　□ 見当識障害 □ 記憶障害　□ 高次脳機能障害 ■ 疼痛　□ BPSD 歩行評価　□ 6 分間歩行　■ TUG test （ 42 秒（手押し車）　　　　　　） 認知機能評価　□ MMSE　■ HDS-R （ 27 点　　　　　　　　　　　） **【活動】** ※課題のあるものにチェック 基本動作： □ 寝返り　□ 起き上がり　□ 座位の保持 □ 立ち上がり　□ 立位の保持 ADL：BI（ 60 ）点 □ 食事　□ 移乗　□ 整容　■ トイレ動作 ■ 入浴　■ 歩行　■ 階段昇降　□ 更衣 □ 排便コントロール　□ 排尿コントロール IADL：FAI（ 3 ）点 **【参加】** デイサービスセンター 3 回 / 週	低栄養リスク　□ 低　■ 中　□ 高 嚥下調整食の必要性　■ なし　□ あり □生活機能低下 3% 以上の体重減少　■ 無 　　　　　　　　　□ 有（　kg/ 月） **【食生活状況】** 食事摂取量（全体）100% 食事摂取量（主食）100% 食事摂取量（主菜/副菜）100%／ 100% 補助食品など： 食事の留意事項　■ 無　□ 有（　　　） 薬の影響による食欲不振　■ 無　□ 有 本人の意欲（　　　あり　　　） 食欲・食事の満足感（　　あり　　　） 食事に対する意識（　　あり　　　） **【栄養量（エネルギー / たんぱく質）】** 摂取栄養量：(1,560) kcal/kg, (17.4) g/kg 提供栄養量：(1,560) kcal/kg, (17.4) g/kg 必要栄養量：(1,200) kcal/kg, (14.8) g/kg **【GLIM 基準による評価※】** ■ 低栄養非該当　□ 低栄養（□ 中等度 □ 重度） ※医療機関から情報提供があった場合に記入する。	**【誤嚥性肺炎の発症・既往】** □ あり（直近の発症年月：　年　月） ■ なし **【口腔衛生状態の問題】** ■ 口臭　□ 歯の汚れ　□ 義歯の汚れ ■ 舌苔 **【口腔機能の状態の問題】** □ 奥歯のかみ合わせがない　□ 食べこぼし □ むせ　□ 口腔乾燥　□ 舌の動きが悪い □ ぶくぶくうがいが困難※1 ※1　現在，歯磨き後のうがいをしている方に限り確認する。 **【歯科受診の必要性】** ■ あり　□ なし　□ 分からない **【特記事項】** ■ 歯（う蝕，修復物脱離等），義歯（義歯不適合等），歯周病，口腔粘膜（潰瘍等）の疾患の可能性 □ 音声・言語機能に関する疾患の可能性 □ その他（　　　　　　　　　　　） 記入者：■歯科衛生士　　□ 看護職員 　　　　　□言語聴覚士
具体的支援内容	①課題：筋力低下 介入方法 ・筋力増強運動 ・バランス運動 ・基本動作運動 期間：3 か月(月) 頻度：週 1 回，時間： 20 分/回 ②課題：関節可動域制限 介入方法 ・関節可動域運動(他動運動) ・ADL 運動 期間：3 か月(月) 頻度：週 3 回，時間： 20 分/回 ③課題：歩行不安定(歩行器) 介入方法 ・歩行運動 ・立ち上がり運動 ・環境調整 期間：3 か月(月) 頻度：週 3 回，時間： 20 分/回	□ 栄養食事相談 ■ 食事提供量の増減（□ 増量　■ 減量） □ 食事形態の変更 　（□ 常食　□ 軟食　□ 嚥下調整食） □ 栄養補助食品の追加・変更 □ その他： 　・中食では，好きな物(炭水化物過多)を選んで召し上がるため，中食の選び方の指導を行う。 　・自炊が難しいため，訪問介護がない日の食事は配食を利用開始する。 総合評価： □ 改善　□ 改善傾向　■ 維持 □ 改善が認められない **計画変更：** ■ なし　　□ あり	サービス提供者： ■ 歯科衛生士　　□ 看護職員　□ 言語聴覚士 **実施記録①**：記入日（ X 年 7 月 17 日） ■ 口腔清掃 ■ 口腔清掃に関する指導 □ 摂食嚥下等の口腔機能に関する指導 □ 音声・言語機能に関する指導 ■ 誤嚥性肺炎の予防に関する指導 □ その他（　　　　　　　　　　　） **実施記録②**：記入日（ X 年 7 月 24 日） ■ 口腔清掃 ■ 口腔清掃に関する指導 □ 摂食嚥下等の口腔機能に関する指導 □ 音声・言語機能に関する指導 ■ 誤嚥性肺炎の予防に関する指導 □ その他（　　　　　　　　　　　） **実施記録③**：記入日（　　年　月　　日） □ 口腔清掃 □ 口腔清掃に関する指導 □ 摂食嚥下等の口腔機能に関する指導 □ 音声・言語機能に関する指導 □ 誤嚥性肺炎の予防に関する指導 □ その他（　　　　　　　　　　　）
特記事項	服薬調整する予定		

作用があるため，転倒事故につながらないよう服薬量の調整や，リハビリテーション時の見守りの強化を行います。

② 栄養管理

- 多疾患併存で服薬量が多く食欲をコントロールができない場合があるため，モニタリングを行います。
- 嗜好面を考慮しながら，在宅で栄養バランスがとれる食べ物の選択を指導します。
- 配食サービス利用時のアセスメントをしっかりと行い，継続的に必要栄養量がとれるよう支援します。
- 配食サービスの配達時に見守り・声かけを行うことで，不安を解消します。
- リハビリテーション・個別機能訓練時の活動量を把握し，エネルギーの過不足がないよう定期的に体組成を測定し，理学療法士と連携します。
- ランソプラゾール OD 錠，モサプリドクエン酸塩錠，マグミット®錠，メコバラミン錠の副作用には下痢や軟便が含まれるため，服薬の必要性を検討します。
- アルファカルシドールは，マグミット®錠と併用すると高マグネシウム血症の副作用が発生する可能性があるため，モニタリングを行います。

③ 口腔管理

- 口腔管理が不良になると食事摂取に影響が出る可能性があるため，定期的に口腔内の状態の確認を行います。
- ゾルピデム酒石酸塩錠，アミトリプチリン塩酸錠，エチゾラム錠は口渇感が副作用として出る可能性があるため，モニタリングを行います。
- 訪問介護時に可能なケアを介護職員に伝え，継続的な口腔ケアを行います。

▌ 一体的取り組みの成果（6 か月後）

　服薬調整を行い，リハビリテーションに対する意欲が増しました。具体的な服薬調整の内容は，ゾルピデム酒石酸塩錠 5 mg 毎食後各 1 錠から夕食後のみの 1 日 1 錠に減らし，アミトリプチリン塩酸塩錠 10 mg 夕食後 3 錠を夕食後 2 錠に減薬しました。すると，リハビリテーション中の覚醒状態がよくなり転倒のリスクが減りました。さらに，活気が出てきたことにより日中のベッド上で過ごす時間が減りました。また，マグミット®錠 330 mg 夕食後 3 錠を排便が 3 日ない際の頓服にしましたが，頓服を使用せずに排便のコントロールができるようになりました。介入前の排便状態はブリストルスケールの Type 6 が 1 日 2 回でしたが，ブリストルスケールの Type 4 が 1 日 1 回となりました。

　配食サービスを利用することにより，必要栄養量の確保，摂取エネルギーの制限が可能となりました。そのため，体重 80.6 kg（BMI 36.8 kg/m²）から 74.8 kg と，6 か月で 5.8 kg/減量しました。下腿周囲長 28.2 cm から 29.0 cm，握力 14 kg から 15 kg と筋肉量と筋力は増加しました。

　口腔衛生面では，訪問介護時に見守りをしながら本人が口腔ケアを行い，口臭が減少しました。

▌まとめ

　在宅で過ごす対象者のニーズは多岐にわたります。このケースは，多疾患併存でポリファーマシーであったため，医療と介護の連携が必要でした。そのため，多事業所の専門職が他のサービスの内容を踏まえて介入しました。在宅では急激なアウトカムの達成は難しく，アセスメントとモニタリングの質が問われます。さまざまなアセスメント・モニタリングのツールを共有し，一体的に介入することが重要です。

文献

1) Lewis SJ, Heaton KW：Stool form scale as a useful guide to intestinal transit time. Scand J Gastroenterol 32(9)：920-924, 1997
2) Chen LK, Woo J, Assantachai P, et al：Asian Working Group for Sarcopenia：2019 Consensus Update on Sarcopenia Diagnosis and Treatment. J Am Med Dir Assoc 21(3)：300-307, e2, 2020
3) 松尾浩一郎，中川量晴：口腔アセスメントシート Oral Health Assessment Tool 日本語版(OHAT-J)の作成と信頼性，妥当性の検討．障害者歯科 37(1)：1-7, 2016

意思疎通が困難な脳血管障害による重度認知機能低下，左片麻痺による寝たきりのケース

▋ 概要

　急性期病院において，嚥下機能障害とサルコペニアを認めることから，今後栄養状態が悪化すると予測された，脳血管障害による重度認知機能低下で寝たきりの女性のケースです。本人の夫は「これまで通り自宅で生活させてあげたい」と，自宅復帰を強く望んでいました。「誤嚥性肺炎で再入院させない」「寝たきりにさせない」ことを共通目標とし，摂取栄養量に合わせたリハビリテーション，食べられない理由を観察し目標栄養量を充足する栄養管理，歯科衛生士や歯科医師による口腔管理を実践しました。

　介入のポイントは，食事摂取量が少なく，意思疎通が困難な重度の認知症の対象者に，「何をおっしゃっているのかわからない」と経過観察するのではなく，表情からの非言語的な合図を見きわめて課題に取り組んだ点です。また，1つ目の共通目標である「誤嚥性肺炎で再入院させない」については，歯科衛生士から助言を受け，理学療法士と看護師が介護職員に口腔含嗽(ぶくぶくうがい)の方法を伝えるなど，口腔管理の技術が伝達されることで，誤嚥性肺炎の発症の予防，咳反射の改善につながりました。2つ目の「寝たきりにさせない」については，摂取栄養量の充足が体幹の安定につながり，段階的にリハビリテーション負荷量が検討され，生活場面での離床時間の拡大につながりました。この一体的取り組みにより，日常生活活動(ADL)の改善，栄養状態の維持が図られ，家族が念願としていた自宅へ帰ることができました。

▋ 利用者情報

　85歳，女性。夫と2人暮らしで昨年までは家事全般を行い，ADLは自立で，絵を描くことを趣味としていました。入院1年前から，年相応の物忘れなどの認知症状がみられるようになっていました。

　左片麻痺を発症して急性期病院へ搬送され，頭部MRI検査で右被殻出血と診断があり，保存的治療を受けました。高次脳機能障害により，見当識障害・注意障害が残存し，左上下肢に不全麻痺を認め，嚥下障害も残存しました。急性期病院での治療を経て，第32病日に退院と同時に介護老人保健施設に入所しました。前医での食形態は主食ゼリー粥，副食は「日本摂食嚥下リハビリテーション学会嚥下調整食分類2021(以下，学会分類2021)」のコード2-2(ピューレ・ペースト状の食事・ミキサー食など)を介助で摂取し，水分は中間のとろみを使用していました。

- ニード：敷地内には息子家族が住んでおり，当施設退所後は夫・息子家族の援助と介護サービスを利用して自宅復帰を予定しています。
- 現病歴：右被殻出血，嚥下障害，低栄養，認知症
- 既往歴：うつ病(50歳代発症)，大腸ポリープ(72歳)
- 服薬情報：センノシド錠12 mg 就寝前1錠，トラゾドン塩酸塩錠25 mg 就寝前1錠，アミトリプチリン塩酸塩錠10 mg 朝夕食後・就寝前各1錠，ブロチゾラム錠0.25 mg 就寝前1錠
- 身体所見：身長145 cm，体重37.5 kg，BMI 17.8 kg/m²。通常時体重41 kg，BMI 19.5 kg/m²
- 日常生活自立度：要介護5，障害高齢者の日常生活自立度C2，認知症高齢者の日常生活自立度IV

▌一体的アセスメント(介護老人保健施設入所時)

- サルコペニア評価：握力計測不能，歩行は不可，下腿周囲長右(健側)26.5 cm(Maedaら[1]の入院高齢女性患者のカットオフ値29 cm)からサルコペニアであると判定。サルコペニアの原因としては，加齢(85歳)，活動(歩行不可)，栄養(飢餓)，疾患(右被殻出血)があげられました。
- 栄養スクリーニング：1か月で3.5 kg 減少(減少率8.5%)を認め，BMI が17.8 kg/m²(18.5 kg/m² 未満)であることから，高リスクと判定しました(Malnutrition Universal Screening Tool；MUST による)。栄養改善を目指すために必要なエネルギー量(1,200 kcal)に対し，食事摂取量が約850 kcal しか摂取できていませんでした。
- ADL評価：バーセルインデックス(BI)0点，改訂長谷川式簡易知能評価(HDS-R)不能，Mini-Mental State Examination(MMSE)は30点中3点(場所の見当識が加点)
- 口腔・摂食嚥下機能：オーラルディアドコキネシス(oral diadochokinesis；OD)不能，反復唾液嚥下テスト(repetitive saliva swallowing test；RSST)不能，咽頭含嗽(ガラガラうがい)不可，口腔含嗽(ぶくぶくうがい)不可の結果から，摂食嚥下機能障害と判定。

▌多職種による初回ミールラウンド(入所2日目)

- 医師：窒息や誤嚥性肺炎に注意し，安全に食支援を行う必要があります。
- 看護師：食事時の疲労の程度，皮膚の状態や排泄状況を観察し，誤嚥性肺炎，褥瘡などの発生を予防します。
- 歯科医師(照会)：う蝕の治療を開始します。
- 歯科衛生士：歯茎に炎症があるので歯科医師に報告します。また，重度認知症があり，寝たきりで左麻痺もあるため，口腔衛生の際には，誤嚥性肺炎起炎菌を含む洗浄水を誤嚥させないよう注意しましょう。
- 介護福祉士：ADL は全介助，コミュニケーションは話しかける行為はみられませんが，介助者の声かけに対しての簡単な返答はあります。入所時は疲労もあり，食事はベッド上介助で40分程度かかり，70%食べました。食事の後半で姿勢が左に傾いてしまいます。甘い間食は口の動きがよいです。口の中の乾燥が気になります。

- **薬剤師**：既往にうつ病もあり，口腔乾燥は向精神薬内服の影響も考えられます。
- **理学療法士**：臥床状態が続き，全身の体力や耐久性の低下，呼吸等の循環機能の低下を認めます。食事のために必要な座位保持などの持続的な活動を改善する必要があります。現在のトレーニングはベッド上が中心となっていますが，食事時はベッド上から普通型車椅子へ移動し，他の施設利用者と同じテーブルで食べられるよう支援します。
- **管理栄養士**：必要栄養量を下回る摂取栄養量の状態です。嗜好は甘い味を好み，水分摂取量 1,200 mL/日で甘みのあるジュレ状の物は摂取良好でした。主食のゼリー粥は水分量も多く，1 食あたりの食事量が多くなり全量食べきれません。主食量を減らし，摂食嚥下機能に適した栄養補助食品(oral nutritional supplements；ONS)を活用します。
- **介護支援専門員**：息子夫婦は「自宅改修後のお正月には自宅で過ごさせてあげたい」と希望しており，リハビリテーション・栄養・口腔管理の連携により 6 か月後の自宅復帰を予定します。

■ リハビリテーション・栄養・口腔に係る実施計画書
図 6-4 に本ケースの計画書を示します。

■ 多職種での介入前の目標
・3 食安全に経口摂取ができ，誤嚥および誤嚥性肺炎の発症なく自宅退所ができるよう支援します。
・離床時間を増やし，体力の向上を目指します。

■ 一体的取り組みについてどう具体的に介入するか
① **食事環境・食事動作**
・食事のために必要な座位保持などの持続的な活動が行えるよう，段階的に臥床時間を減らして全身の活動時間を増やし，循環機能を向上させる必要があります。
・離床時の車椅子座位の上肢・体幹・下肢のポジショニングは，上肢の重みをクッションで取り除き，座骨まで体重を支持し，座面上で体幹を安定させます。足台を使用して足底をしっかり支持できるよう対応します。
・食事にかかる時間は，30 分程度で食べきれるように食事量を工夫します。食事に集中できる環境を整え，食事の前半だけでも自立摂取に向けたトレーニング(自助スプーンを持つための練習)を行います(図 6-5)。
② **低栄養状態の改善**
・体重は 1 か月で 0.5 kg 増加できるよう，栄養量を確保します。
・食事に固執せず，味と食感の嗜好に配慮した ONS を活用し，食事の量や時間に配慮して必要栄養量を確保します。具体的には主食量を 200 g から 80 g に減らし，ONS (200 kcal，たんぱく質 7.5 g/135 g)を 10 時，15 時に各 1 パック提供します。

図 6-4　リハビリテーション・栄養・口腔に係る実施計画書(施設系)

氏名：	○○　○○	殿	入所(院)日	X 年　5 月　24 日
			作成日 ■初回□変更	X 年　6 月　3 日
生年月日	X　年　X　月　X　日		性別	男・(女)
計画作成者	リハビリテーション(○○　○○(PT))　栄養管理(○○　○○(RD))　口腔管理(○○　○○(DH))			
要介護度	□要支援(□1　□2)　□要介護(□1　□2　□3　□4　■5)			
日常生活自立度	障害高齢者：C2　認知症高齢者：Ⅳ			
本人の希望	聞き取り不可			

共通	身長：(　145.0　)cm　体重：(　37.5　)kg　BMI：(　17.8　)kg/m² 栄養補給法：■経口のみ　□一部経口　□経腸栄養　□静脈栄養，　食事の形態：(「学会分類」 コード2-2) とろみ：□なし　□薄い　■中間　□濃い リハビリテーションが必要となった原因疾患：(右被殻出血，認知症)　発症日・受傷日：(X)年(4)月 合併症： ■脳血管疾患　□骨折　■誤嚥性肺炎　□うっ血性心不全　□尿路感染症　□糖尿病　□高血圧症　□骨粗しょう症　□関節リウマチ　□がん　■うつ病　■認知症　□褥瘡 (※上記以外の)□神経疾患　■運動器疾患　□呼吸器疾患　■循環器疾患　■消化器疾患　□腎疾患　□内分泌疾患　□皮膚疾患　■精神疾患　□その他 症状： □嘔気・嘔吐　□下痢　■便秘　□浮腫　□脱水　□発熱　■閉じこもり 現在の歯科受診について：かかりつけ歯科医　□あり　■なし　直近1年間の歯科受診：□あり(最終受診年月：　年　月)■なし 義歯の使用：□あり(□部分・□全部)　■なし その他：
課題	(共通) 左片麻痺による寝たきりの状態で，歯牙欠損，う蝕もあり，口腔機能および嚥下機能の低下を認める。意思疎通も難しい。 (リハビリテーション・栄養・口腔) 1. 1か月で3.5 kg(体重減少率8.5%)の体重減少と，不活動から身体機能低下がみられるため必要エネルギー不足が考えられる。 2. 口腔乾燥，う蝕，歯牙欠損，義歯不適合で口腔衛生と口腔機能の低下を認める。 3. 全身の体力・耐久性・呼吸機能の低下を認める。 サルコペニア評価　握力計測不能，歩行不可，下腿周囲長26.5 cm。サルコペニアの可能性あり (上記に加えた課題) ■食事中に安定した正しい姿勢が自分で取れない　■食事に集中することができない　□食事中に傾眠や意識混濁がある ■歯(義歯)のない状態で食事をしている　■食べ物を口腔内にため込む　□固形の食べ物を咀しゃく中にむせる ■食後，頬の内側や口腔内に残渣がある　■水分でむせる　■食事中，食後に咳をすることがある ■その他(　口腔内乾燥　)
方針・目標	(共通)義歯を作り，う蝕の治療後は，食べる機能が回復できる。6か月後の自宅復帰に向け，離床時間を増やし，必要な栄養をとり，心身機能の回復を図る。自宅での生活が営めるよう，夫と息子夫婦へ退所後の療養上の指導を行う。また，急変時の対応を含め居宅サービスとの調節を行う。 (リハビリテーション・栄養・口腔) 短期目標：3か月 1. し好品や栄養補助食品を利用し，3か月後体重増加1.5kgを目指し，必要エネルギーを無理なく摂取できる。 2. 口腔内の衛生状態の口腔機能の改善により，副食はペースト状の食事(「学会分類」コード2-2)から，ムース食(「学会分類」コード3)を食べることができる。 3. 1日4時間程度(240分)，離床することができる。 長期目標：6か月 1. 栄養補助食品を減量し食事からの栄養を中心に，6か月後体重増加3.0kgを目指す。 2. 口腔内の衛生状態の口腔機能の改善により，主食ゼリー粥(「学会分類」コード1j)から，全粥(「学会分類」コード3)を食べることができる。 3. 1日6時間程度(360分)，離床することができる。 (上記に加えた方針・目標) ■歯科疾患(□重症化防止　■改善)　■口腔衛生(□自立　□介護者の口腔清掃の技術向上　■専門職の定期的な口腔清掃等) ■摂食嚥下等の口腔機能(□維持　■改善)　■食形態(□維持　■改善)　■栄養状態(□維持　■改善) ■誤嚥性肺炎の予防　□その他(　)
実施上の注意事項	栄養状態が悪化しないよう，リハの運動負荷量を調整し，目標を達成する。目標とする体重に達しなかった場合や，食事形態の見直しが難しい場合は，何が原因か，目標や指導内容の修正を検討する。
生活指導	6か月後の自宅生活を想定し，夫と息子家族に各職種が指導を行う。理学療法士は，移乗動作等介助指導を実施する。管理栄養士は，介護負担にならない食事の準備について調理指導を行う。歯科衛生士は，口腔乾燥の対処と歯磨き，口腔咳嗽の方法を指導する。
見通し・継続理由	う蝕の治療，義歯作製，歯茎の炎症の治療等，口腔管理を実施し，ONSを活用した栄養管理を行うことで，座位保持等の持続的な活動が行えるようになり，今後，全身の活動時間を増やすことが可能と見通し，計画を遂行する。

(つづく)

図 6-4　リハビリテーション・栄養・口腔に係る実施計画書（施設系）（つづき）

	リハビリテーション	栄養	口腔
	評価日：　X　年　5　月　25　日	評価日：　X　年　5　月　27　日	評価日：　X　年　6　月　1　日

評価時の状態

リハビリテーション

【心身機能・構造】
■ 筋力低下　■ 麻痺　□ 感覚機能障害
■ 関節可動域制限　■ 摂食嚥下障害
■ 失語症・構音障害　■ 見当識障害
□ 記憶障害　■ 高次脳機能障害
□ 疼痛　□ BPSD
歩行評価　□ 6 分間歩行　□ TUG test
（　　　　　　　　　　　　　　　　）
認知機能評価　□ MMSE　□ HDS-R
（ 検査不能　　　　　　　　　　　）

【活動】※課題のあるものにチェック
基本動作：
■ 寝返り　■ 起き上がり　■ 座位の保持
■ 立ち上がり　■ 立位の保持
ADL：BI（ 0 ）点
■ 食事　■ 移乗　■ 整容　■ トイレ動作
■ 入浴　■ 歩行　■ 階段昇降　■ 更衣
■ 排便コントロール　■ 排尿コントロール
IADL：FAI（ 0 ）点

【参加】
集団体操への参加（週 3 回）

栄養

低栄養リスク　□ 低　□ 中　■ 高
嚥下調整食の必要性　□ なし　■ あり
■ 生活機能低下
3% 以上の体重減少　□ 無
　　　　　　　　　■ 有（ 3.5 kg/ 月）

【食生活状況】
食事摂取量（全体）60～70%
食事摂取量（主食）60～70%
食事摂取量（主菜/副菜）60～70%／60～70%
補助食品など：主食のゼリー粥が食べきれ
ていないため，補食を検討する必要がある。
食事の留意事項　□ 無　■ 有（30 分以上
は集中できない）
薬の影響による食欲不振　■ 無　□ 有
本人の意欲（　あまりよくない　）
食欲・食事の満足感（　ややない　）
食事に対する意識（　ややない　）

【栄養量（エネルギー/たんぱく質）】
摂取栄養量：（22.7）kcal/kg，（ 0.6 ）g/kg
提供栄養量：（ 32 ）kcal/kg，（ 0.9 ）g/kg
必要栄養量：（ 32 ）kcal/kg，（ 0.9 ）g/kg

【GLIM 基準による評価※】
□ 低栄養非該当　■ 低栄養（□ 中等度
■ 重度）
※医療機関から情報提供があった場合に記入する。

口腔

【誤嚥性肺炎の発症・既往】
□ あり（直近の発症年月：　年　月）
■ なし
【口腔衛生状態の問題】
■ 口臭　■ 歯の汚れ　□ 義歯の汚れ
■ 舌苔
【口腔機能の状態の問題】
□ 奥歯のかみ合わせがない　■ 食べこぼし
■ むせ　■ 口腔乾燥　□ 舌の動きが悪い
□ ぶくぶくうがいが困難※1
※1　現在，歯磨き後のうがいをしている方に限り確認
する。
【歯数】（　24　）歯
【歯の問題】
■ う蝕　□ 歯の破折　□ 修復物脱離
□ 残根歯　■ その他（ 歯牙喪失 ）
【義歯の問題】
□ 不適合　□ 破損　■ 必要だが使用して
ない
□ その他（ 義歯作製予定 ）
【歯周組織，口腔粘膜の問題】
□ 歯周病　■ 口腔粘膜疾患（潰瘍等）

記入者：
指示を行った歯科医師名：○○

具体的支援内容

リハビリテーション

① 課題：全身の体力低下
介入方法
・シーティングの実施
期間：　　　（月）
頻度：週　　回，時間：　　分/回

② 課題：耐久性の低下
介入方法
・立ち上がり練習，立位バランス練習
・方向転換練習
期間：　　　（月）
頻度：週　　回，時間：　　分/回

③ 課題：呼吸機能の低下
介入方法
・口すぼめ，舌運動，息止め練習
・ブローイング・口腔含嗽の方法を介護
職員に助言する
・発語の促し
期間：　　　（月）
頻度：週　　回，時間：　　分/回
担当職種：PT, OT　期間：3 か月，頻度：
① 適宜，②③（時間 20 分/回，週 5 回）その日
の状態に合わせ各項目を組み合わせ実施す
る。③ 介護職員への助言は，開始から 5 日
間は毎日実施し，その後は適宜助言する。そ
の他，退所前に家族に移乗練習の介助方法，
家族に高次脳機能障害のリスクを説明する。

栄養

□ 栄養食事相談
□ 食事提供量の増減（□ 増量　□ 減量）
□ 食事形態の変更
（□ 常食　□ 軟食　□ 嚥下調整食）
■ 栄養補助食品の追加・変更
■ その他：
> 食事に固執せず，味と食感の嗜好に
> 配慮した ONS を活用し，食事の量や時
> 間に配慮し必要栄養量を確保する。主
> 食を 200 g から 80 g に減らし，ONS
> （200 kcal，たんぱく質 7.5 g/135 g）を
> 10 時，15 時に各 1 パック提供する。

総合評価：
□ 改善　□ 改善傾向　□ 維持
□ 改善が認められない
計画変更：
□ なし　□ あり

口腔

実施日：　XX　年　6　月　1　日
記入者：○○
実施頻度：
■ 月 4 回程度　□ 月 2 回程度
□ 月 1 回程度　□ その他（　　　　）

歯科衛生士が実施した口腔衛生等の管理及
び介護職員への技術的助言等の内容：
【口腔衛生等の管理】
□ 口腔清掃
□ 口腔清掃に関する指導
□ 義歯の清掃
□ 義歯の清掃に関する指導
■ 摂食嚥下等の口腔機能に関する指導
■ 誤嚥性肺炎の予防に関する指導
□ その他
【介護職員への技術的助言等の内容】
■ 入所者のリスクに応じた口腔清掃等の実施
□ 口腔清掃にかかる知識，技術の習得の必
　要性
■ 摂食嚥下等の口腔機能の改善のための取
　組の実施
■ 食事の状態の確認，食形態等の検討の必
　要性
■ 現在の取組の継続
■ その他（保湿剤の使用方法，歯ブラシ
　の種類と用途について，フェイスマッサー
　ジの方法を助言）

特記事項

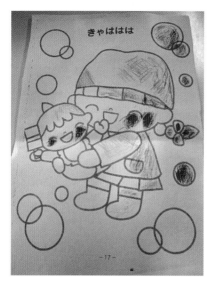

図 6-5　自助スプーンを持つための練習（色塗り）

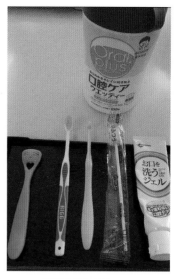

図 6-6　口腔衛生管理用品
上段：口腔ケア用ウェットティッシュ
下段左から：舌ブラシ，歯ブラシ，1本歯
ブラシ，オーラルケアスワブ（スポンジブ
ラシ），口腔ジェル

③ 食べ続けるための口腔衛生

う蝕の治療を行い，部分義歯を作製します。また，歯茎の炎症を治療します。

口腔衛生について，歯科衛生士から介護福祉士に以下の助言がありました。

・歯ブラシ，1本歯ブラシ，舌ブラシを使用した口腔衛生を実施。
・口腔内が乾燥しているため，保湿剤を使用（図6-6）。
・その際，前に塗布した保湿剤が残った状態で新たな保湿剤は塗布しない（重ねて塗布すると，保湿剤が固まり汚染物になるため）。
・保湿剤は口腔内をきれいにしてから薄く塗布（1回使用量は1〜2cm程度）。
・食前にフェイスマッサージを実施。
・口腔含嗽は，水流で口腔内のすみずみの汚れが取れるため，1日1回口腔含嗽のトレーニングを取り入れる。

これを受けて会議では，口腔含嗽はリスクが高いため，看護師，理学療法士，作業療法士が1日1回から始めて，1週間トレーニングを実施することに決まりました。

▌一体的取り組みの経過

• 入所2日目：介護者の顔をじっと眺め，食事を開始できませんでした。食事を指し示し，非言語的コミュニケーション手段を活用すると，食べ始めることができました。

• 入所3日目：食材を1品ずつ見せるなどの視覚情報と，「お口を開けてください」「ごっくんしてください」と咀嚼嚥下を誘導すると[2]，落ち着いて食べ続けることができました。しかし，口腔内の炎症の影響なのか，食事中に顔をしかめて拒否されまし

た。管理栄養士は歯科医師に痛みによる経口摂取量の不足を報告し，翌日から口腔内の炎症に対する抗菌薬に加え痛み止めが処方されました。

- 入所 11 日目：口内炎の治療後，食事は全量摂取に改善しました。
- 入所 12 日目：理学療法士は，食事が全量とれていることを確認し，座位で実施していた呼吸リハビリテーションから普通型車椅子への移乗練習へ，リハビリテーションプログラムを変更しました。
- 入所 25 日目：管理栄養士は，理学療法士に体重が維持できていることを報告しました。理学療法士は，立ち上がり練習，立位バランス練習などにリハビリテーションプログラムを変更しました。
- 入所 62 日目：う蝕の治療が終了，咳払いができるようになった，舌の動きもよいなどの口腔機能の改善が図られたことから，歯科医師より食形態の見直しの指示がありました。全職種でミールラウンドを行い，食形態は「学会分類 2021」のコード 2-2 から 3（押しつぶしが容易で，嚥下しやすいもの。ムース食など）に，水分は中間のとろみから，薄いとろみへ見直すことを決定しました。施設生活にも慣れ，同じテーブルの他の利用者に笑顔で手を振る場面もみられました。
- 入所 68 日目：理学療法士から，前腕回内・回外運動機能が改善されたとの報告がありました。その日の昼食から，自助具を使用した自力摂取に向けた支援が開始されました。
- 入所 92 日目：全職種でミールラウンドを行い，主食をゼリー粥から全粥に変更し，ONS を 2 個から 1 個に減量することを決定しました。
- 入所 131 日目：理学療法士は，自宅復帰に向けて家族に移乗練習の介助方法を説明しました。
- 入所 156 日目：施設を退所，自宅復帰されました。

▌ 一体的取り組みの成果（退所時）

　ADL 評価では，BI は入所時の 0 点から 15 点（食事，移乗，トイレ動作で加点）に改善しました。排泄動作では，ズボンの上げ下ろしに介入し，オムツ対応から日中はリハビリテーションパンツとパンツ用パッドを使用し，2〜3 時間ごとの排尿誘導を行うと，トイレで排泄することができるようになりました。食事は，自助スプーンを使用し自力摂取できました。また，食間を活用し 1 日 6 時間程度は離床し，生活することが可能になりました。

　HDS-R は不能から 30 点中 4 点（日付の見当識と場所の見当識で加点），MMSE は 30 点中 3 点（場所の見当識で加点）から 5 点（時間の見当識が加点）に改善しました。

　口腔含嗽はゆっくりではあるものの，1〜2 回程度実施することが可能になりました。

▌ まとめ

　目標であった 6 か月後の年末に自宅復帰することができました。リハビリテーション・栄養・口腔管理の一体的取り組みは，本人と家族の希望でもある自宅での生活に寄与しました。今回は，多職種で行うミールラウンドで，口腔機能・食形態・低栄養状

態・ADL の改善に向け，情報を共有・統合していました。一体的取り組みには専門職の連携が必須ですが，それが実現できれば本人や家族の良好なアウトカムが得られるといえます。

文献

1) Maeda K, Koga T, Nasu T, et al：Predictive accuracy of calf circumference measurements to detect decreased skeletal muscle mass and European Society for Clinical Nutrition and Metabolism-defined malnutrition in hospitalized older patients. Ann Nutr Metab 71(1-2)：10-15, 2017
2) 若林秀隆(編著)：認知症のリハビリテーション栄養. pp94-102, 医歯薬出版, 2015

円背でADLや体重が低下傾向，むせることが多くなってきたケース

概要

このケースの男性は在宅で妻と2人で生活していましたが，パーキンソン(Parkinson)病，脊椎圧迫骨折から徐々に円背姿勢となり，日常生活活動(ADL)や体重の低下などが起こっていました。妻の入院がきっかけとなり，急遽介護老人保健施設に入所となりました。入所時のADLは，手引き歩行可能，円背による座位姿勢は崩れやすく，食事の30分以降には頻呼吸，時に注意力の低下がありました。食事は「日本摂食嚥下リハビリテーション学会嚥下調整食分類2021(以下，学会分類2021)」によるとコード4(箸やスプーンで切れるような軟らかいもの)，水分は薄いとろみ，自力での摂取は可能。しかし，食事中に流涎，食物残渣，むせ込み，食べこぼしがみられ，長時間の円背姿勢による腰部，臀部などの発赤もみられていました。

介入のポイントは，① 食事姿勢の調整により食事摂取量の増加からリハビリテーションの遂行や強化，② 適宜，活動量に合わせた必要栄養量の設定，③ 在宅復帰を視野に入れた各職種の積極的な支援です。「妻と自宅で過ごしたい」という本人の望みを叶えるために，リハビリテーションでは姿勢保持筋の強化，栄養管理では食事摂取量の増加，口腔管理では誤嚥の予防につながる介入を多職種協働で行いました。リハビリテーション・栄養・口腔管理の一体的な取り組みにより，在宅復帰につながりました。

利用者情報

87歳，男性。定年まで銀行員として勤め，定年後は住宅会社の重役として70歳まで勤務，81歳でパーキンソン病と診断され，通院していました。3年前に脊椎圧迫骨折にて入院し，リハビリテーション目的にて当施設(介護老人保健施設)近隣の介護老人保健施設に入所。入所後，2か月ほどで在宅に戻り，妻と2人で過ごしていましたが，介護していた妻が1週間前に自宅で転倒し，大腿骨頸部骨折にて入院し，1人での生活は困難であるため，当施設に入所する運びとなりました。

自宅での食事は，常食，自力摂取可能。入所当日の様子では，姿勢は前かがみが強く，滑り座り，頸部屈曲位の状態。自力での摂取は可能ですが，流涎，食物残渣，食事中のむせ込み，食べこぼしがありました。日中は椅子やベッドサイドなどで座位姿勢で過ごしていることが多いのですが，座位姿勢は不安定で腰部，臀部，尾骨，仙骨に発赤がみられました。左耳が難聴，意思疎通がやや困難なことがありました。

- **ニード**：本人の自宅付近に長女が住んでいますが，就労中であり介護が困難です。しかし，時間があるときは，父を外出や外泊させたいと希望。母の転院先としてリハビリテーション病院を検討しているが，可能であれば父の意向に沿いたい。
- **現病歴**：高血圧症，狭心症，パーキンソン病〔ホーン・ヤール(Hoeh-Yahr)の重症度分類 4 度〕
- **身体所見**：身長 162 cm，体重 46.6 kg，BMI 17.8 kg/m²，体重減少率 6.0%/月
- **血液検査**：総タンパク(TP)6.8 g/dL，アルブミン(Alb)3.8 g/dL，総コレステロール(TC)163 mg/dL，LDL コレステロール 89 mg/dL，トリグリセリド(TG)37 mg/dL，尿素窒素(BUN)20.8 mg/dL，ヘモグロビン(Hb)10.8 g/dL，ヘマトクリット(Ht)34.0%
- **服薬情報**：レボドパ・カルビドパ L100 錠 100 mg 夕食後 1 錠，バイアスピリン®錠 100 mg 朝食後 1 錠，チクロピジン塩酸塩錠 100 mg 朝夕食後各 1 錠，ニコランジル錠 5 mg 朝夕食後各 1 錠，レザルタス®配合錠 LD 朝食後 1 錠，アーテン®錠 2 mg 朝食後 1 錠，ネキシウム®カプセル 20 mg 夕食後 1 カプセル，ベネット®錠 17.5 mg 週 1 回土曜日の起床時に 1 錠，ロキソプロフェン Na テープ 100 mg 1〜2 回/日
- **日常生活自立度**：要介護 2，障害高齢者の日常生活自立度 A2，認知症高齢者の日常生活自立度Ⅱb

▌一体的アセスメント（介護老人保健施設入所時）

- **サルコペニア評価**：下腿周囲長 29.8 cm，握力 15.2 kg，歩行速度 0.66 m/秒（歩行器使用），サルコペニアの可能性あり（AWGS2019 診断基準[1]による）。
- **栄養スクリーニング**：MNA®-SF 2 点
- **ADL アセスメント**：Functional Independence Measure(FIM™)66 点（運動項目 49 点，認知項目 17 点）
- **摂食嚥下機能アセスメント**：反復唾液嚥下テスト(RSST)1 回，改訂水飲みテスト(Modified Water Swallowing Test；MWST)4 点
- **本人の発言**：施設への入所に関しては納得しているが，以前のように夫婦 2 人で過ごしたい。家に帰れるときは帰りたい。

▌多職種による初回のミールラウンド（入所初日）

- **医師・看護師**：腰部，臀部，尾骨，仙骨に発赤が認められるため，褥瘡予防につなげていきたいです。誤嚥性肺炎のリスクも懸念されるため，日々観察していく必要があります。
- **理学療法士**：高度な円背がありますが，手引き歩行は可能でした。ADL の維持や改善のためにも，脊柱を支える姿勢保持筋(抗重力筋)をしっかりと使ったリハビリテーションを行い，円背の悪化を予防していくことを重要視したいと考えています。個別機能訓練の長期目標は本人の希望である「在宅復帰につながるように身体機能を向上させる」ことです。
- **介護福祉士**：褥瘡予防，安楽な呼吸を図るためにも，日中のベッド上での休息時間を

設けるようにしたいです。休息時の姿勢は，消化，吸収，逆流を考慮して，セミファウラー位15〜30度として経過観察していきたいと考えています。側臥位の姿勢を長時間取りがちなため，2時間おきに体位変換を行います。

- **管理栄養士**：座位姿勢で30分程度の保持は可能ですが，30分以降から頻呼吸，時に注意力が低下することもあり，座位保持の継続は困難と判断しました。疲労の軽減と安定した姿勢の調整が必要であると考え，食事時間を30分に設定しました。食事をしやすくするために姿勢の安定を図り，前滑り防止，骨盤後方保持，足台の使用，座幅調整，上肢支持を行いたいと思います。姿勢の調整をして食事中の流涎，食物残渣，むせ込み，食べこぼしの軽減につなげていきます。自宅では常食でしたが，評価により「学会分類2021」のコード4，水分は薄いとろみで様子観察していきます。BMI 17.8 kg/m^2，体重減少率6.0%/月であり，低栄養状態のリスク判定は高リスクに該当します。身体機能の向上，褥瘡予防につなげるためにも短時間で食べやすいものを提供し，目標栄養量を満たしたいと考えています。もし満たせない場合は栄養補助食品(ONS)を検討します。栄養管理の長期目標は「自宅生活に向け，栄養状態を改善させ筋力や体力の向上につなげていく」，短期目標は「円背の姿勢に配慮した食事環境を整え，流涎，食物残渣，むせ込み，食べこぼしなく，目標栄養量が摂取できる」と設定しました。
- **介護支援専門員**：ADLの向上がみられたら，本人の希望に沿い在宅復帰につなげていきたいと考えています。リハビリテーション・栄養管理・口腔管理の連携により，3か月後を目標に予定したいと思います。

▌リハビリテーション・栄養・口腔に係る実施計画書
図6-7に本ケースの計画書を示します。

▌多職種での介入前の目標
・立位，姿勢保持筋の向上を目指し，在宅復帰につなげます。
・栄養と口腔管理により，食事摂取量の増加と誤嚥性肺炎を予防します。

▌一体的取り組みについてどう具体的に介入するか
① リハビリテーション・個別機能訓練
・個別機能訓練を週3回行い，主には脊柱起立筋(背筋)，腹直筋，腹横筋，内外腹斜筋(腹筋)などの強化を行い，円背姿勢の改善とともに在宅復帰に向けて取り組んでいきます。
・身体機能の向上のためにも管理栄養士からの日々の食事摂取量について情報共有し，リハビリテーションの強度を常に検討し，モニタリングを行っていきます。
② 栄養管理
・円背した姿勢で食事しようと顔を上げると，下顎が後方に引かれて口(口唇)が閉じにくくなります。さらに，下顎の動きが妨げられ咀嚼しにくくなるとともに，舌骨の動きが妨げられて，嚥下にも支障をきたすようになります。嚥下しやすいように，背も

図 6-7　リハビリテーション・栄養・口腔に係る実施計画書（施設系）

氏名：	○○　○○	殿	入所(院)日		X　年　5　月　11　日
			作成日　■初回□変更		X　年　5　月　12　日

生年月日		X　年　X　月　X　日		性別	男・女
計画作成者	リハビリテーション（　○○　○○　）　栄養管理（　○○　○○　）　口腔管理（　○○　○○　）				
要介護度	□要支援(□1　□2)　　□要介護(□1　■2　□3　□4　□5)				
日常生活自立度	障害高齢者：A2　　　　　　　認知症高齢者：Ⅱb				
本人の希望	施設の入所に関しては納得しているが，以前のように夫婦2人で過ごしたい。				

共通	身長：(　162　)cm　体重：(　46.6　)kg　BMI：(　17.8　)kg/m² 栄養補給法：■経口のみ　□一部経口　□経腸栄養　□静脈栄養，　食事の形態：(「学会分類」コード4) とろみ：□なし　■薄い　□中間　□濃い リハビリテーションが必要となった原因疾患：(　パーキンソン病　)　発症日・受傷日：(　X　)年(　6　)月 合併症： □脳血管疾患　■骨折　□誤嚥性肺炎　□うっ血性心不全　□尿路感染症　□糖尿病　■高血圧症　□骨粗しょう症　□関節リウマチ　□がん　□うつ病　□認知症　□褥瘡 (※上記以外の)□神経疾患　□運動器疾患　□呼吸器疾患　■循環器疾患　□消化器疾患　□腎疾患　□内分泌疾患　□皮膚疾患　□精神疾患　□その他 症状： □嘔気・嘔吐　□下痢　□便秘　□浮腫　■脱水　□発熱　■閉じこもり 現在の歯科受診について：かかりつけ歯科医　□あり　■なし　直近1年間の歯科受診：□あり(最終受診年月：　年　月)■なし 義歯の使用：■あり(■部分・□全部)　□なし その他：
課題	(共通) 円背姿勢であり流涎や食べこぼし，30分以上の姿勢保持が困難であるため必要栄養量が満たされていない。またフレイルやサルコペニアの状態にあり，パーキンソン病の進行により摂食嚥下機能がさらに低下する恐れがある。口腔内環境を整え，必要栄養量の確保から身体機能の改善につなげていきたい。 (リハビリテーション・栄養・口腔) 下腿周囲長 29.8 cm，握力 15.2 kg，歩行速度 0.66 m/秒(歩行器使用)，MNA-SF 2点，FIM 66点，RSST 1回，MWST 4点 (上記に加えた課題) ■食事中に安定した正しい姿勢が自分で取れない　■食事に集中することができない　□食事中に傾眠や意識混濁がある □歯(義歯)のない状態で食事をしている　　　□食べ物を口腔内にため込む　　　■固形の食べ物を咀しゃく中にむせる ■食後，頬の内側や口腔内に残渣がある　　　□水分でむせる　　　　　　　　　□食事中，食後に咳をすることがある ■その他(　食事中の流涎，食べこぼし　)
方針・目標	(共通) 誤嚥性肺炎の予防とともに摂取量や体重の増加(3か月後に3kg増加)を図り，立位や姿勢保持筋の向上を目指す。そして本人の希望である妻と一緒に自宅で生活できるようにADL(立位の安定，姿勢保持30分以上)を向上させる。 (リハビリテーション・栄養・口腔) 短期目標：体重を1か月に1kg増加させ，体力や免疫力の向上を図る。　　　　長期目標：座位保持，自宅内での歩行が安定し，在宅での生活が実現できる。 (上記に加えた方針・目標) □歯科疾患(□重症化防止　□改善)　■口腔衛生(□自立　■介護者の口腔清掃の技術向上　■専門職の定期的な口腔清掃等) ■摂食嚥下等の口腔機能(□維持　■改善)　　■食形態(■維持　□改善)　　　■栄養状態(□維持　■改善) ■誤嚥性肺炎の予防　□その他( )
実施上の注意事項	・左耳が難聴，意思疎通がやや困難。 ・座位姿勢保持は可能であるが，30分以降から頻呼吸，時に注意力が低下することもあり。
生活指導	・腰部，臀部，尾骨，仙骨に発赤あり，30分以上の座位保持困難であるため，褥瘡予防，安楽な呼吸を図るためにも日中のベッド上セミファウラー位15〜30度での休息時間を設け，2時間おきに体位変換を実施。
見通し・継続理由	・栄養・口腔管理により，食事摂取量の増加と誤嚥性肺炎の予防につなげ，立位の安定，姿勢保持筋の向上を目指したリハが実施できるように計画を遂行する。

（つづく）

図 6-7　リハビリテーション・栄養・口腔に係る実施計画書（施設系）（つづき）

	リハビリテーション	栄養	口腔
	評価日： X 年 5 月 12 日	評価日： X 年 5 月 12 日	評価日： X 年 5 月 12 日

評価時の状態	リハビリテーション	栄養	口腔
	【心身機能・構造】 ■ 筋力低下　□ 麻痺　■ 感覚機能障害 ■ 関節可動域制限　■ 摂食嚥下障害 ■ 失語症・構音障害　□ 見当識障害 □ 記憶障害　□ 高次脳機能障害 □ 疼痛　□ BPSD 歩行評価　□ 6 分間歩行　□ TUG test 　（歩行速度 0.66 m/ 秒 ※歩行器使用） 認知機能評価　■ MMSE　□ HDS-R 　（ 16 点） 【活動】※課題のあるものにチェック 基本動作： □ 寝返り　■ 起き上がり　■ 座位の保持 ■ 立ち上がり　■ 立位の保持 ADL：BI（ 50 ）点 ■ 食事　■ 移乗　■ 整容　■ トイレ動作 ■ 入浴　■ 歩行　■ 階段昇降　■ 更衣 ■ 排便コントロール　■ 排尿コントロール IADL：FAI（ 0 ）点 【参加】	低栄養リスク　□ 低　□ 中　■ 高 嚥下調整食の必要性　□ なし　■ あり □生活機能低下 3% 以上の体重減少　□ 無 　　　　　　　■ 有（ 3.0 kg/ 月） 【食生活状況】 食事摂取量（全体）60～70% 食事摂取量（主食）60～70% 食事摂取量（主菜/副菜）60～70%／60～70% 補助食品など：必要量不足の場合に ONS 食事の留意事項　□ 無　■ 有（30 分以上の座位困難） 薬の影響による食欲不振　■ 無　□ 有 本人の意欲（あり※自宅復帰に向けて積極的である） 食欲・食事の満足感（食欲なし，満足感あり） 食事に対する意識（あり※必要量を満たそうとする意欲はある） 【栄養量（エネルギー/たんぱく質）】 摂取栄養量：（ 910 ）kcal/kg，（ 20 ）g/kg 提供栄養量：（1,400）kcal/kg，（ 30 ）g/kg 必要栄養量：（1,700）kcal/kg，（ 35 ）g/kg 【GLIM 基準による評価※】 □ 低栄養非該当　■ 低栄養（□ 中等度 ■ 重度） ※医療機関から情報提供があった場合に記入する。	【誤嚥性肺炎の発症・既往】 □ あり（直近の発症年月：　年　月） □ なし 【口腔衛生状態の問題】 □ 口臭　□ 歯の汚れ　□ 義歯の汚れ □ 舌苔 【口腔機能の状態の問題】 □ 奥歯のかみ合わせがない　■ 食べこぼし ■ むせ　□ 口腔乾燥　□ 舌の動きが悪い ■ ぶくぶくうがいが困難※1 ※1　現在，歯磨き後のうがいをしている方に限り確認する。 【歯数】（ 16 ）歯 【歯の問題】 ■ う蝕　□ 歯の破折　□ 修復物脱離 □ 残根歯　□ その他（　　　　　　　） 【義歯の問題】 □ 不適合　□ 破損　□ 必要だが使用してない □ その他（　　　　　　　　） 【歯周組織，口腔粘膜の問題】 ■ 歯周病　　　□ 口腔粘膜疾患（潰瘍等） 記入者： 指示を行った歯科医師名：○○　○○

具体的支援内容	リハビリテーション	栄養	口腔
	①課題：姿勢保持筋のリハを強化する 介入方法 ・各種筋力増強運動 ・バランス運動 ・基本動作運動 期間：3 か月(月) 頻度：週 2 回，時間：20 分/回 ②課題：歩行不安定 介入方法 ・歩行運動(歩行器，平行棒内など) ・立ち上がり～立位保持練習 期間：3 か月(月) 頻度：週 1 回，時間：20 分/回 ③課題： 介入方法 ・ ・ ・ 期間：　（月） 頻度：週　回，時間：　分/回	□栄養食事相談 ■ 食事提供量の増減(■ 増量　□ 減量) □食事形態の変更 （□ 常食　□ 軟食　■ 嚥下調整食） ■ 栄養補助食品の追加・変更 ■その他 （姿勢の配慮，食事環境の整備などを行い，流涎や食物残渣，むせ込み，食べこぼしを予防する。リハ強度につなげるために食事摂取量が少ない時は間食に ONS などを提供する。） 総合評価： □ 改善　□ 改善傾向　□ 維持 □ 改善が認められない 計画変更： □ なし　　□ あり	実施日：　X 年 5 月 11 日 記入者：○○　○○ 実施頻度： ■ 月 4 回程度　□ 月 2 回程度 □ 月 1 回程度　□ その他（　　　　　　） 歯科衛生士が実施した口腔衛生等の管理及び介護職員への技術的助言等の内容： 【口腔衛生等の管理】 ■ 口腔清掃 ■ 口腔清掃に関する指導 ■ 義歯の清掃 ■ 義歯の清掃に関する指導 ■ 摂食嚥下等の口腔機能に関する指導 ■ 誤嚥性肺炎の予防に関する指導 □ その他 【介護職員への技術的助言等の内容】 ■ 入所者のリスクに応じた口腔清掃等の実施 ■ 口腔清掃にかかる知識，技術の習得の必要性 ■ 摂食嚥下等の口腔機能の改善のための取組の実施 ■ 食事の状態の確認，食形態等の検討の必要性 ■ 現在の取組の継続 ■ その他　（口腔ケア，唾液腺マッサージと，嚥下訓練を実施　）

特記事項			

たれと背中や腰の隙間にクッションなどを入れて座位姿勢の調整を図りたいと思います。そうすることにより顔が上を向きやすくなり，顎が引けた姿勢になり誤嚥予防にもつながります。頭が体の延長上にくるような姿勢に整えたいと思います。

・まずは現体重である 46.6 kg の維持を目指し，1 週間でエネルギー 1,400 kcal，たんぱく質 55 g を摂取できるようにし，日々の摂取量を理学療法士に報告します。また，リハビリテーションの経過を観察しながら目標栄養量の増加に努めていきます。

③ 口腔管理

・食物残渣があるため，口腔内を清潔に保てるように食事の前後に口腔ケアを行います。また，食事前に唾液腺マッサージと嚥下訓練を行い，誤嚥の予防に努めていきたいと思います。

・口腔管理をしっかりと行い，食事摂取量の安定や誤嚥性肺炎の予防に努めていきます。

▌一体的取り組みの経過

• **入所初日〜2 日目**：歯科衛生士が口腔内を確認したところ，下顎頬棚部分に食物残渣，歯冠全体に硬く堆積した歯垢(プラーク)が認められたため，歯科衛生士の管理のもと食事の前後に口腔ケアを開始。円背した姿勢で食事しようと顔を上げたため，流涎や食物残渣，食事中のむせ込み，食べこぼしが認められ，実際に摂取した量は 6〜7 割程度。咀嚼力や食塊形成能力の低下がみられたため，常食からコード 4，水分は薄いとろみに変更。頭部挙上位での座位は可能ですが，30 分以降から頻呼吸，時に注意力が低下することがあり，食事時間は 30 分に設定する必要性があると判断。また，褥瘡予防，安楽な呼吸を図るため，9 時と 16 時に 1 時間ずつセミファウラー位 15〜30 度にて休息をとることにしました。

• **入所 3 日目**：多職種でカンファレンスした通りに食事姿勢の調整と，食事前後の口腔ケアを実施したところ，流涎や食物残渣，むせ込み，食べこぼしの軽減に少しつながりました。しかし，食塊形成は行えるものの，追加嚥下(2 回目)に時間がかかってしまい，口腔内に溜まりやすい状況。また，パーキンソン病のためか頭部が後屈した状態による口呼吸がみられたので，後頭部に枕を配置して，誤嚥予防につなげることにしました。食事提供量については，エネルギー 1,400 kcal，たんぱく質 55 g とし，8〜9 割ほど摂取。理学療法士の判断では，パーキンソン病ホーン・ヤールの重症度分類によると 4 度，姿勢反射障害があり移動時は職員による手引き歩行で様子観察としました。

• **入所 4 日目**：食物残渣を軽減させるため，食事前に言語聴覚士による唾液腺マッサージと，週 2 回の嚥下訓練を開始。食事時，本人自ら主食と副食などを混ぜ，かき込んでしまう行為がみられ，むせ込んでいました。声をかけても改善されないため，1品ずつの提供に変更，見守りを強化していくことにしました。

• **入所 7 日目**：10 割摂取可能となり，エネルギー 1,550 kcal，たんぱく質 58 g に変更。理学療法士による脊柱起立筋(背筋)，腹直筋などの姿勢保持筋のリハビリテーションを開始しました。

- **入所 14 日目**：手引き歩行から歩行器での運動に変更するために，エネルギー 1,650 kcal，たんぱく質 62 g に変更するも，特に残さず摂取。腰部，臀部などの発赤は改善しました。
- **入所 27 日目**：歩行器から杖歩行での運動に進むことになり，1 か月間で体重 1 kg を増加させるため，エネルギー 1,700 kcal，たんぱく質 65 g に変更。パーキンソン病が進行した場合，在宅復帰が見送られる可能性も視野に入れ，在宅復帰までの期間を 3 か月から 2 か月に変更しました。
- **入所 45 日目**：長女の協力を得て在宅への外出を試みたところ，訪問介護サービスなどを導入することで在宅復帰も可能と判断しました。
- **入所 57 日目**：妻も回復期リハビリテーション病院から退院予定とのことで，その前に自宅での生活に慣れる目的も含め，退所しました。

▌一体的取り組みの成果（退所時）

ADL に関しては，手引き歩行から杖歩行に変更でき，座位姿勢の安定もみられ，FIM™ は 66 点（運動項目 49 点，認知項目 17 点）から 79 点（運動項目 61 点，認知項目 18 点）となり，施設生活が円滑に過ごせるようになりました。身体所見に関しては，体重 46.6 kg から 49.3 kg，BMI 17.8 kg/m^2 から 18.8 kg/m^2，下腿周囲長 29.8 cm から 30.5 cm，握力 15.2 kg から 17.3 kg にまで増加し，身体機能の向上につながりました。口腔内の環境も整い，食事中の姿勢や摂取量にも安定がみられ，流涎や食物残渣，むせ込み，食べこぼしもほとんどなくなり，低栄養状態のリスク判定では高リスクから低リスクに改善できました。妻も退院するので，当施設の通所リハビリテーションと短期入所などを利用しながら，以前のように夫婦での自宅生活を実現することができました。

▌まとめ

パーキンソン病進行の懸念により在宅復帰までの期間を 3 か月から 2 か月に短縮しましたが，リハビリテーション・栄養・口腔管理の一体的な取り組みにより身体機能の向上につながりました。身体機能を向上させるにはリハビリテーションが必須であり，リハビリテーションを強化・継続するためには十分に栄養を満たす必要があります。また，口腔の管理を行えていないと栄養を満たすことが難しく，身体機能の向上にはつながりません。専門職による意識や目標を一体化させ，本人の希望を叶えることができた一例でした。

文献

1) Chen LK, Woo J, Assantachai P, et al：Asian Working Group for Sarcopenia：2019 Consensus Update on Sarcopenia Diagnosis and Treatment. J Am Med Dir Assoc 21(3)：300-307, e2, 2020

第 **7** 章

多職種での
連携・実践のコツ

多職種で行うメリット

高齢化が進むことにより，医療保険で実施している心身機能や日常生活活動(ADL)の改善を目的とした急性期・回復期のリハビリテーションから，介護保険で実施する活動・参加の維持・向上を図るための生活期リハビリテーションへの切れ目のないサービスの構築が，今後ますます求められます[1]。リハビリテーションが必要な高齢者が増加するのは明らかであり，リハビリテーション・栄養・口腔管理の三位一体的な介入が自立支援・重度化防止の効果を高めるため，介護現場で早急に取り組む必要があります。

高齢者施設の栄養ケアに関する現状

2021(令和3)年の介護報酬改定では，栄養ケアに係る体制の充実を図るために，人員配置を強化する栄養マネジメント強化加算が新設されました。施設の実態調査では，介護老人福祉施設の43.0%，介護老人保健施設の45.5%で算定されていました[2]。「他職種との連携が強化された」「栄養アセスメントを適切に実施できるようになった」など，算定してよかったという意見が高い割合でありました。しかし，算定施設が半数に達していないということは，質の高い栄養ケアが一般的になるにはまだ時間を要するということです。

多職種協働を目指す

介護報酬の加算の要件には，栄養に関する項目が含まれているものがあります(表7-1)[3]。管理栄養士に限らず，その他の職種も栄養状態を確認するのは理想的ではありますが，評価するだけにとどまっていては，制度を活かせていません。各職種が同じ目的を別々で目指すという状態から脱却し，栄養状態の評価，低栄養の発見，改善の先にある本来の目的までを共有し，多職種で協働するシステムづくりを目指しましょう。

チームビルディング

チームとは，2人以上が一緒に取り組み，ある共通の目標を達成するために集まった組織と定義されています[4]。形だけの活動で集められたチームの場合，目的が明確にさ

表 7-1 **栄養に関する項目がある加算名**

加算名	栄養に関する項目	主な担当職種
科学的介護推進体制加算	身長，体重，低栄養状態のリスクレベル，栄養補給法，嚥下調整食の必要性，食形態，とろみの段階，食事摂取量，必要栄養量，提供栄養量，血清アルブミン値，褥瘡の有無	支援相談員，介護福祉士，管理栄養士，歯科衛生士，看護師，薬剤師
栄養マネジメント強化加算	上記に加え，体重減少率，食事の留意事項，口腔関係	管理栄養士
口腔衛生管理加算	食形態，栄養補給法，嚥下調整食の分類，栄養状態，摂食・嚥下機能	歯科衛生士
リハビリテーションマネジメント計画書情報加算	栄養障害の有無	理学療法士，作業療法士，言語聴覚士
褥瘡マネジメント加算	栄養状態を改善させるための計画内容	看護師
自立支援促進加算	摂食，嚥下	介護福祉士，ケアマネジャー

〔西田有里：介護報酬改定でみる介護老人保健施設における栄養ケア・マネジメント．臨床栄養 140(2)：174-180, 2022 を改変〕

れていないため，チームとしての役割が果たせていないことがあります。以下に述べるチームビルディングに必要な要素を介護現場で活用すると，目的に合った結果を得られる可能性が高くなります。

■ **チームビルディングに必要な要素**

　介護施設では高齢者の利用目的に合わせた目標が存在します。各職種(部署)がそれぞれに決めた目標に向かってアプローチをすると，全体としてのアプローチの内容やタイミングにずれが生じ，本来の目標は達成できないことがあります。そのため，チーム内のメンバーの役割を最初に明確化し，どの職種がどのようなスケジュールで役割を遂行するかの取り決めを行い，互いに把握しておくとよいでしょう。日頃からコミュニケーションをとり，メンバー間での進捗を確認・協力することで，目標達成に必要なアプローチを各メンバーが責任をもって自覚することになります。これが成功への近道といえます。

　よいチームを存続させるためには，一部のメンバーに負担が偏らないようにし，チームのモチベーションが下がるきっかけをつくらないように意識することも大切です。

■ **チームビルディングに必要な専門性**

　チーム構成に専門性を取り入れ，より効果的なアプローチにつなげましょう。リハビリテーション・栄養・口腔管理の三位一体的な介入は，介護施設でも必要です。たとえば，食事摂取場面に問題がある場合，「食事＝管理栄養士の得意分野」と考えがちですが，一職種だけで問題解決できる場面は珍しいでしょう。食事摂取時の姿勢の評価や修正，食具の扱いや食事環境に対する反応を見て介入する必要がありますし，服薬のタイミング，食事前の過ごし方(入浴や排泄)や摂食・嚥下に関する潜在能力など，さまざまな要因が食事摂取場面に影響します。そのため，目の前の食事摂取中にみられる問題を

解決しても，時間の経過とともに新たな問題が明らかになる場合があります。

　多職種でチームを構成して問題解決にあたることで，各職種の専門性を活かすことができます。**専門職それぞれが目の前の問題だけではなく，他の職種にはない知識や経験を取り入れた介入計画を考案し，チームで共有・協働することで，専門性はより発揮されるでしょう。**

　リハビリテーション・栄養・口腔管理は，一時的な介入ではなく継続することでより効果を得ることができます。三位一体で取り組むことで，介護の必要な高齢者の生活機能がより改善される可能性があります。職員が介護現場でその効果を体感することで，さらにやりがいをもって取り組めることでしょう。

文献

1)　厚生労働省：地域における高齢者リハビリテーションの推進に関する検討会報告書．令和5年3月．https://www.mhlw.go.jp/content/10901000/001101125.pdf（アクセス：2024.4.20）
2)　髙田健人，遠又靖丈，長谷川未帆子，ほか：介護老人福祉施設・介護老人保健施設における栄養ケア・マネジメントの取り組み—2021年度施設実態調査—．日本健康・栄養システム学会誌 21(2)：22-33, 2022
3)　西田有里：介護報酬改定でみる介護老人保健施設における栄養ケア・マネジメント．臨床栄養 140(2)：174-180, 2022
4)　Katzenbach JR, Smith DK：The discipline of teams. Harv Bus Rev 71(2)：111-120, 1993

効果的な多職種介入の方法

　医療機関では，摂食嚥下支援チーム，栄養サポートチーム(NST)，褥瘡対策チームなど多職種が連携する取り組みが推進されてきました。**介護領域においても，リハビリテーション・栄養・口腔管理が一体的に運用されることで，より効果的な重症(重度)化予防，自立支援につながることが期待されています**[1]。

　単独の専門職で介入するよりも，多職種で介入するほうが効果的であることはこれまでの研究でわかっています。では，多職種で効果的に介入するためにどのような工夫をすればよいのでしょうか。

リハビリテーションと栄養の連携

　リハビリテーション内容の負荷が上がるにつれて，体重減少，筋力・持久力の低下が認められます。また，必要栄養量が摂取できていない状態でリハビリテーションを実施している場合も，同様です。

▌ポイント

① リハビリテーション専門職は，リハビリテーション内容が今後どのようなタイミングで変わっていくことを想定しているのか，現在の日常生活活動(ADL)の状態，最終的な目標も含めて他職種と共有する。

② 管理栄養士は，現在の必要栄養量の摂取状況，今後変更する可能性がある内容を予測し，他職種と共有する。

　嗜好の調整や食種・食形態の変更，食事環境を整備することで食事摂取量が増えると，低栄養の場合は提供栄養量を増やすことが検討されます。この予測を多職種で共有していると，リハビリテーション専門職はリハビリテーション内容を変更するタイミングをそれに合わせることができるでしょう。リハビリテーション量に比例して ADL が維持・改善しない，いつまでも低体重から抜け出せないという状況にはならず，効率のよい介入ができます。

口腔と栄養の連携

　管理栄養士が栄養管理で苦慮する原因として，対象者が必要な栄養を口から摂取できるための口腔機能に支障があるということがあります。

■ ポイント

① 対象者本人の食事に対する意欲が高くても，歯の損失，咬合力の低下，舌苔，口腔内乾燥などの口腔問題が存在する[2]。

② 管理栄養士は，食事中にみられる咀嚼，食塊形成，食塊移送，嚥下反射や食道通過などの評価，誤嚥や喉頭侵入したときの咳嗽反射，むせを確認して食形態を決定する[3]。

　食事観察に歯科専門職が参加すると，咀嚼能力の改善に向けた義歯の調整・作製などの提案や，咀嚼筋・嚥下筋を鍛える効果を意識した口腔ケアの方法を提案できます。また，歯科専門職は義歯の不具合に対する介入を的確に行い，焦らず時間をかけて食べられる口をつくる計画を立てることができます。歯科専門職と情報共有することで，さらなる食形態の改善，食事摂取量の維持・改善が期待されます。

リハビリテーションと口腔の連携

　対象者の誤嚥性肺炎の予防には，適切な口腔ケアと姿勢保持，体幹，持久力など全身の筋肉量の増加が関連しています[4]。

■ ポイント

① 口腔機能の低下は高齢者の予後，ADL の悪化が認められる[5]。

② 義歯を使用していない高齢者は，座位保持・含嗽が困難である[6]。

　歯科衛生士は口腔清掃を実施する際，歯ブラシの持ち手の長さや太さを調整したり，咳嗽や含嗽を促す声かけをするなどして，対象者自身によるセルフケアが可能となる介入を行っています。対象者自身で行う口腔清掃は，肩や腕，肘の関節可動域を使用し，身体の筋緊張を和らげる動きにつながります。全身，特に上肢の可動域が使えることは，着衣や食事動作の安定，自立にも影響します。

　リハビリテーションは座位の持久力を高めたり，関節可動域運動や体幹を支える身体づくりを意識しています。その結果，対象者は口腔清掃の自立，自身で咳嗽や含嗽を行うことができ，肺炎予防にもつながります。

効果的な多職種の介入例

　介護施設には必ず介護福祉士が配置されています。また，看護師やリハビリテーション専門職，管理栄養士も必要に応じて配置されています。2 つの職種が集まれば，チームを構成できるため，まずは対象者の生活全般を把握している介護福祉士や看護師と，

対象者について情報を共有してみましょう。以下は，その例です。

▎利用者情報

80歳代，男性。要介護2。圧迫骨折にて一般病院に入院後，リハビリテーション目的で介護老人保健施設に入所。既往歴に腰部脊柱管狭窄症とパーキンソン病。BMI 27.3 kg/m^{2}で肥満傾向。

▎入所中に発生した問題

① 食事中にむせを認める。
② 日頃から会話は少なく，口腔機能の低下を認める。
③ 動作は緩慢で食事中の姿勢は前傾。トレーに覆いかぶさるような姿勢で食事を摂取している。

▎ミールラウンドによる多職種の評価

・理学療法士：全身の持久力がなく，姿勢保持ができていない。
・作業療法士：関節可動域が狭く，食事を口に運ぶ際に食べこぼしが多い。
・言語聴覚士：声量が乏しく流涎もある。
・歯科衛生士：部分義歯を作製したため，咬合支持（奥歯が上下そろっていて咀嚼する機能があること）があり，咀嚼機能に問題はないが，咀嚼力は弱い。
・看護師　　：食事中にむせこむと，むせて疲れるため食事を中断したり，もしくは，肺炎予防のため，看護師が一時的に食事の中断・中止の声かけをしたりすることがある。
・介護福祉士：食べることが好きで食欲があるため，むせがあっても食事の中止を拒否。取り上げられると思って早食い傾向があり，むせが助長されている。
・管理栄養士：細かく切ってある食事は食べたくないという本人の意向がある。しかし，食べこぼしが多く，咀嚼力も低下しているため，軽量の食具で食べられる大きさ，咀嚼疲れの少ない物性にする必要がある。

▎多職種の介入

① ADLの改善，持久力向上のリハビリテーションを継続。
② 早食い・むせこみを避けるために，食事の後半は介護福祉士・看護師が食事介助をする。
③ 本人の希望で基本は主食を飯で提供しているが，少量の粥をその場で混ぜて硬さを調整し，状態に合わせた主食を提供する。
④ クッションや高さを調節できるテーブルを使用し，状態に合わせた環境に整える。
⑤ 麺類や丼もの，寿司などはできるだけ食形態を変更せず提供することを意識し，食欲低下防止に努める。
⑥ 歯科衛生士による口腔ケア時に口腔機能訓練を実施。

① 週に 3 回のミールラウンド
② 過介護による潜在能力の低下に注意
③ 定期的な評価の共有，目標の修正
④ 本人の意向をそのつど確認し，生活の質(QOL)の低下防止

継続した多職種介入の結果，肺炎を起こさずに過ごした。

　　多職種で効果的に介入するためには，いつでも声をかけられる多職種との関係づくりが**必要です。** ミーティング前後や食事観察中の食堂，エレベーターの中，階段ですれ違う際など，日常的に顔を合わす場面のなかで，「○○さんのことが気になっているので，相談に伺ってもよいですか」「○○さんの最近の様子を教えてもらえますか」といった会話を交わすことで，いざというときにすみやかにともに介入することができます。専門職の点と点がつながって線となり，対象者を包み込む輪となれば，目指すべき医療・介護提供体制であるリハビリテーション・栄養・口腔管理の一体的な取り組みが実現できると期待します。

文献

1)　厚生労働省：意見交換　資料 4　【テーマ 2】リハビリテーション・口腔・栄養. 2023
　　https://www.mhlw.go.jp/content/12404000/001072585.pdf(アクセス：2024.4.20)
2)　池邉一典：高齢者の口腔機能が，栄養摂取に与える影響. 日本静脈経腸栄養学会雑誌 31(2)：681-686：2016
3)　江頭文江：食べる機能を引き出す食形態の工夫〜嚥下調整食. 日本静脈経腸栄養学会雑誌 31(2)：693-698, 2016
4)　小林　恒：口腔と全身との関係. 日本調理科学会誌 50(5)：213-215, 2017
5)　吉村芳弘，白石　愛：歯科衛生士の口腔管理は回復期リハビリテーションの患者アウトカムを改善する. 日補綴歯会誌 12(1)：42-49, 2020
6)　小出勝義，赤泊圭太，吉岡裕雄，ほか：歯科訪問診療において義歯装着可否を判断するための予測因子の探索. 老年歯科医学 36(3)：220-226, 2021

3

多職種での実践のコツ

多職種でケアマニュアルを実践する前に

みなさんは，さまざまな知識を学び，何か新しいことを実践しようと思ったとき，スムーズに現場へ導入できていますか。対象者へ何かを提供する手前の段階で，職員との間に大きな壁を感じることはありませんか。どの業界においても，現場で働く職員の多くは変化を好まず，新しいことを導入するまでに時間と労力がかかることが多いといわれています。医療・介護現場も例外ではありません。たとえ最善の方法であっても，情熱とやる気だけで新しいことを導入するのは困難です。

筆者自身も，ケアマニュアルに書かれている内容を理解することよりも，それを現場へ導入することのほうが難しく，試行錯誤した時期がありました。そこで，筆者が実践した方法を紹介しますので，ご自身の現場に必要なものを取り入れてみてください。新しいケアマニュアルの導入が難しいと感じているときに，本項が何かしらのヒントになればと思います。

作戦を立てて実践する

新しいことの導入とひと口にいっても，その意味するところは大きく2つあります。1つは「今までやっていなかったことをする」，もう1つは「今までのやり方を別の方法に変える」です。より難しいと思われてしまうのは，前者です。**できるだけ後者の「今までのやり方を別のやり方に変える」という伝え方で話を進めるとよいでしょう。**

▌何を伝えるか？
① ゴール

最終的に，対象者が目指す状態を共有します。たとえば，健康状態の「維持」とするのか，または「改善」なのか。「維持」か「改善か」によって，ケアの内容は変わってくるでしょう。ゴールは，対象者や家族の希望も含めて多職種で設定し，全員で共有することが望ましいです。
② 導入がもたらすもの

新しいことを導入すると得られるメリットを明確にします。金銭的なものもあれば，

業務量にかかわることもあります。対象者はもちろん，現場においても何かしらのメリットがあることで導入のモチベーションにつながります。

③ 導入しなければ発生する問題点

導入しなければ，損失などが発生すると予測される場合があります。その問題を避けるために，新しいことがスムーズに受け入れられることがあります。また，②の導入がもたらすメリットと同様に，問題点が明確になることで導入のモチベーションにつながるでしょう。

▌誰に伝えるか

① 一緒に導入を進めてくれる理解者

仲間が1人いることで進めやすさが大きく変わります。自分と同じ職種に限らず，他職種の仲間がいるとよりよいでしょう。

② 導入の壁になりそうな職員

反対意見を述べそうな職員には，なるべく早い段階で伝え，自分事としてとらえてもらうようにします。人は，他人事には反対意見を述べやすく，自分事には解決策を述べる傾向があります。一番の障壁となりそうな職員を意識して導入の計画を立てておくと，結果的に最短で導入できるでしょう。

③ 上司

上記の①②に上司が当てはまらない場合は，導入計画を作成してから上司に相談し，GOサインをもらってから動き始めても遅くはありません。しかし，現場によっては，早期にトップダウンで導入を決めたほうがよい場合もあるため，ご自身の現場の状況に合わせて参考にしてください。

▌どう伝えるか

① 今までのやり方も「よい」としたうえで，伝える

現場としては今までのやり方が最善だと考えて実践していたはずですので，その部分を尊重したうえで，新しいことを提案しましょう。どのような場面でも，依頼をするときには否定より肯定が大切です。

② 専門用語を使わない

新しいことを提供する側は，何かしらを学び，刺激を受けて行動に移しているはずです。そんなとき，つい最新情報を伝えるべく，学んだばかりの専門用語を使ってしまうことがあります。すると職員間には想像以上に溝ができてしまうので，専門用語は解説したうえで使う，またはできるだけ使わないことをお勧めします。

③ 成功例があれば共有する

成功例があれば，身近な対象者の変化を報告してみましょう。導入することで，どのようなよいことがあるかのイメージが伝わりやすくなります。自身の施設でまだ例がない場合は，できるだけ自身の現場と似た環境での取り組みを報告した実践例を共有するとよいでしょう。

伝える前に準備しておくこと

① 職場における信頼を獲得する

信頼できる人からのお願いならば協力してあげようと思うのが人間の心理です。筆者は管理栄養士として「食事」を整えることから始めました。食事は対象者の栄養管理だけではなく，コミュニケーションツールにもなります。対象者が健康そして快適に過ごせるよう，管理栄養士の本業である「食事」を整えることで，職場における信頼を獲得できました。

② 質問しやすい環境をつくる

新しいことを導入するうえで，何かあったときに職員からの質問を受けられる体制をつくりましょう。ずっと自分の職種のテリトリーにとどまっているような職員には質問しにくいものです。厨房から出てこない管理栄養士には質問しにくいので，たとえば，申し送りや食事介助の現場に足を運び，ちょっとした意見交換ができるような環境づくりが大切です。

③ イメージできる資料

現場で導入してもらうためには，導入後に実践している場面がイメージできる資料があるとよいでしょう。パソコンが苦手であれば手書きでも構いません。経験上，フローチャートを作成すると，イメージが共有できる場面が多かったです。

実際に導入を始めたら

① スモールステップ

最初からすべての工程を導入できなくても問題ありません。小さなことから少しずつ導入していく，スモールステップで進めましょう。大切なのは，動きを止めずにやり続けることです。

② 微調整ありきで考える

実際に導入して課題が出てくることを想定し，微調整の必要があることを念頭に置いて動きましょう。自分の感覚だけではなく，職員に確認しながら，完成を目指していきます。

③ 評価を忘れずに

新しいことを導入した後，対象者はどう変化したか。職員の業務量はどうなったか。何か他の場面に影響することはあったか。多角的な評価をしましょう。評価をするということは，導入前の状況も記録しておくということです。やみくもに新しいことを始めて，なんとなく続けていくのではなく，上司や職員へ「これを導入したら，こうなりました。ご協力ありがとうございました」と導入前後を比較した報告をしましょう。次に新しいことを導入するときのスピード感がまったく違ってきます。

職員によって，知識や経験年数など，その背景はさまざまです。ケアマニュアルの内容以上に大切なことは，職員間で足並みや価値観をできるだけそろえることだと考えます。新しいことを導入する際は，チームワークを高めて進めましょう。

多職種カンファレンス実践例

> ## カンファレンスを上手に活用しよう

　2021(令和3)年度の介護報酬改定でADL維持等加算が見直されました。対象者の日常生活活動(ADL)の改善を目指す体制を整えるきっかけになった施設もあったのではないでしょうか。対象者への介入方法を整理するよい機会になりますので，多職種でさまざまな意見を出し合って，現場へ最善のフィードバックができるように取り組みましょう。

▍カンファレンスの目的
　カンファレンスの目的は，**対象者の生活の質(QOL)を向上させること**です。
　カンファレンスをすることが目的なのではなく，最終的に対象者のQOL向上を目指す話し合いの場です。ケアプランの内容を対象者の日常生活にフィードバックして，目標達成できるように多職種と情報共有します。

▍カンファレンスで確認すること
　表7-2の内容を確認します。変更したい内容がある場合は，参加者または司会者へ事前に伝えておくとよいでしょう。その際，あらかじめ参加者の意見を聞いておくと，カンファレンスの進行がスムーズになります。

▍実践における注意点
　「専門職にしか介入できない領域」と「専門職以外でも介入できる領域」を明確にしてお

表7-2　カンファレンスで確認するべき事項

- 目標設定
- 目標達成までの道筋
- 対象者や家族の希望
- ケアプラン内容
- ケアプラン変更の必要性
- ケアプランを日常生活へ反映させる方法，スケジュール

くとよいです。さらに，専門職以外の職員が介入するときの手技・方法を共有しておきましょう。

　介入の内容(たとえば，歩行練習の注意点，食事介助の方法，声かけのポイントなど)は，現場や担当，対象者によってルールが変わることがありますので，事前に確認しておく必要があります。

カンファレンス実践例

　「関係者で情報交換ができれば，カンファレンスをしなくてもよいのではないか」「カルテ上で情報を把握できるので，カンファレンスは不要ではないか」と筆者も以前は考えていました。しかし，1つの目標に向かって多職種の足並みをそろえること，イレギュラーなことが起こっても柔軟に対応する準備ができる利点を考えると，やはりカンファレンスを設定して多職種が一堂に会して利用者の情報共有をしたほうがよいと思います。リハビリテーション・栄養・口腔管理の実践例で考えてみましょう。

■ 利用者情報

　80歳代，女性。既往歴にパーキンソン病があったが，入所前はADLがおおむね自立しており，息子夫婦と同居していた。自宅のソファから滑り落ち，体動困難で救急搬送後，右大腿骨頸部骨折の骨接合術が施行された。術後に食思不振となり，誤嚥性肺炎を発症したが，栄養サポートチーム(NST)が介入して状態が改善したため回復期リハビリテーション病棟に転棟し，在宅復帰を目指すために介護老人保健施設へ入居した。

■ 入居時情報

　体重 43.7 kg，BMI 18.7 kg/m^2，Mini Nutritional Assessment-Short Form (MNA$^®$-SF)2点，下腿周囲長(calf circumference；CC)24 cm，握力18 kg，機能的自立度評価法(FIM^{TM})75点(運動項目51点，認知項目24点)。ADLは見守りが必要で，日中は車椅子移動，リハビリテーションでは歩行器歩行が可能。食事は刻み食を提供し，摂取量は0〜10割と変動があり，3日平均約800 kcal摂取で，必要栄養量1,300 kcalに対し500 kcal不足していたため栄養補助食品が必要であった。

■ リハビリテーション・口腔・栄養目標

　短期目標は，栄養補助食品を用いた栄養管理で1か月に1 kgの体重増加と，日中も歩行器歩行で移動することとした。長期目標は，3か月に3 kgの体重増加，誤嚥性肺炎を再発せず，ADLは軽介助で自宅に戻ることとした。

■ カンファレンス前

　管理栄養士は，対象者の誤嚥性肺炎のリスクを減らすために，時間があるときに口腔ケアを行い，体重維持のためにエネルギーの確保を目指して間食の食事介助に行くことにした。ところが，介護現場からクレームが入ってしまった。

▶**クレーム①：看護部より「口腔内をチェックしようと思ったのに，管理栄養士が口腔ケアをしてしまった」**

看護部では，時間をおくとどのように口腔内が変化するのかを観察する予定があった。しかし，チェックする前に管理栄養士が口腔ケアをしたため，経過記録を取れなかったという事態が起こった。

▶**クレーム②：介護福祉士より「管理栄養士が間食介入しているから，入浴時間なのに連れていけない」**

間食時間と入浴時間が重なってしまい，間食後すぐには入浴させられず，介護側のスケジュールが乱れてしまい，リハビリテーションでの歩行練習ができないときがあった。

このように，ケア内容自体は対象者のためになるはずなのに，職員間の足並みがそろっていないと，結果としてうまくフィードバックできない場面が発生してしまう。

▌カンファレンス後

対象者のリハビリテーション・栄養・口腔管理において，ケアを実践するタイミングやスケジュールについて多職種と情報共有を行った。

① 口腔ケアのスケジュール確認

・看護師が手薄になる時間は 16 時台のため，その時間帯は管理栄養士が口腔ケアを行う。
・看護師が口腔内を観察するときは，管理栄養士に事前に知らせるようにする。

② 間食についての食事摂取量確認

・10 時は管理栄養士，15 時は介護職員が行う。
・朝食を 8 割以上摂取していたら，10 時の間食は見送る。
・昼食の摂取量にかかわらず，15 時には間食してもらう。

▌ケアを実践するタイミングが合わないとき

スケジュールを確認したところ，ケアを実践するタイミングがどうしても合わないという場合があった。そこで，タイミングが合わないときにどうするか，あらかじめ起こりうるパターンを予想して，カンファレンス内で動き方を決めておいた。

たとえば，間食が必要だけれども入浴時間とのタイミングが合わないときは，入浴を優先する。その日は無理して間食をせず，その現状を多職種で共有し，間食は翌日に持ち越す。また，間食をしない日は，あまり活動量が多くならないように，摂取エネルギー量に対して消費エネルギー量が上回らないように留意した。

▌スケジュールに余裕があるとき

時間があるときは，部屋で間食するのではなく，歩行練習もかねて食堂へ行くようにした。栄養管理で消費エネルギー量を加味する必要がある対象者の場合，活動量については多職種への共有を忘れずに行うようにする。

▌3か月後：退去時

体重 48.5 kg，BMI 20.7 kg/m^2，MNA®-SF 6 点，CC 26 cm，握力 19 kg，FIM™ 99 点(運動項目 75 点，認知項目 24 点)。ADL は入浴，階段以外は自立で，在宅サービスを活用しながら息子夫婦との同居が可能であると判断されたため，自宅への在宅復帰となった。

この例に示すように，ケアのタイミングやスケジュールを共有することで，多職種が介入しやすくなりました。

口腔内を清潔に保ち，必要栄養量の摂取を目指しながら間食介入し，機能維持を目指したリハビリテーションをすることで，本人の体力がつきました。背もたれを使わずに食事ができるようになり，食事のみで必要栄養量を摂取できるようになったため，栄養補助食品を使わずに栄養管理ができるようになった。

また，食事摂取量の確認を日課にすることで，その日に本人が摂取した食事量から，実際にどの程度不足しているのか把握できたため，適切な栄養補助食品を選ぶことができました。食事から必要栄養量が摂取できているときは，間食での栄養補助食品が不要になることもあったため，余計に栄養補助食品を使うことがなくなり，コスト管理面でもよい影響がみられました。

カンファレンスを上手に活用することで，**1 つの目標に向かって多職種の足並みをそろえること，イレギュラーなことが起こっても柔軟に対応する準備ができます。**対象者への最善のケアにつながるカンファレンスを実践していきましょう。